·风湿病中医临床诊疗丛书·

总主编　王承德

炎性肌病
分 册

主　编　何东仪

中国中医药出版社

·北京·

图书在版编目（CIP）数据

风湿病中医临床诊疗丛书．炎性肌病分册 / 王承德
总主编；何东仪主编 . —北京：中国中医药出版社，2020.5
ISBN 978 - 7 - 5132 - 5687 - 2

Ⅰ . ①风… Ⅱ . ①王… ②何… Ⅲ . ①风湿性疾病—
中医诊断学 ②风湿性疾病—中医治疗法 ③纤维织炎—中医
诊断学 ④纤维织炎—中医治疗法 Ⅳ . ① R259.932.1

中国版本图书馆 CIP 数据核字（2019）第 181997 号

中国中医药出版社出版
北京经济技术开发区科创十三街 31 号院二区 8 号楼
邮政编码 100176
传真 010-64405750
河北省武强县画业有限责任公司印刷
各地新华书店经销

开本 710×1000 1/16 印张 13.75 字数 190 千字
2020 年 5 月第 1 版 2020 年 5 月第 1 次印刷
书号 ISBN 978 - 7 - 5132 - 5687 - 2

定价 52.00 元
网址 www.cptcm.com

社 长 热 线 010-64405720
购 书 热 线 010-89535836
维 权 打 假 010-64405753

微信服务号 zgzyycbs
微商城网址 https://kdt.im/LIdUGr
官 方 微 博 http://e.weibo.com/cptcm
天猫旗舰店网址 https://zgzyycbs.tmall.com

如有印装质量问题请与本社出版部联系（010-64405510）

母小真（中国中医科学院广安门医院）

刘宏潇（中国中医科学院广安门医院）

汤小虎（云南中医药大学第一附属医院）

许正锦（厦门市中医院）

李兆福（云南中医药大学）

吴沅皞（天津中医药大学第一附属医院）

何夏秀（中国中医科学院广安门医院）

邱明山（厦门市中医院）

沙正华（国家中医药管理局对台港澳中医药交流合作中心）

张可可（江苏卫生健康职业学院）

张沛然（中日友好医院）

陈薇薇（上海市中医医院）

林　海（中国中医科学院广安门医院）

郑新春（上海市光华中西医结合医院）

胡　艳（首都医科大学附属北京儿童医院）

顾冬梅（南通良春中医医院）

唐华燕（上海市中医医院）

唐晓颇（中国中医科学院广安门医院）

黄传兵（安徽中医药大学第一附属医院）

蒋　恬（南通良春中医医院）

程　鹏（上海中医药大学附属光华医院）

焦　娟（中国中医科学院广安门医院）

谢志军（浙江中医药大学）

谢冠群（浙江中医药大学）

甄小芳（首都医科大学附属北京儿童医院）

薛　斌（天津中医药大学第一附属医院）

魏淑风（北京市房山区中医医院）

编写办公室

主　　任　马桂琴

工作人员　黄雪琪　黄兆甲　沙正华　黄莉敏　国雪丽

路 序

风湿病学是古老而年轻的学科，《黄帝内经》有"痹论"专篇，将风湿病进行了完整系统的论述和分类，奠定了风湿病的理论基石；《金匮要略》有风湿之名，风湿病名正而言顺。历代医家对风湿病的病因、病机、治则、方剂、治法循而揭之，多有发挥，独擅其长，各领风骚。

在党和国家的中医药政策的扶持下，中医药文化迎来了天时、地利、人和振兴发展的大好时机，这是中医药之幸、国家之幸、人民之幸也。中医风湿病学应乘势而上，顺势而为，也迎来发展的春天。

余业岐黄七十余年，对风湿痹病研究颇深，每遇因病致残者，深感回天乏力，幸近四十年科技进步，诊疗技术和医疗条件大为改善，中医风湿病诊疗的水平也在发展中得以提高，而对风湿病的全面继承和系统研究则始于20世纪80年代初期。1981年在我和赵金铎、谢海洲等老专家倡导下，中国中医科学院广安门医院成立了最早以研究中医风湿病为主要方向的科室即"内科研究室"，集广安门医院老、中、青中医之精英，开展深入系统的风湿病研究；1983年9月，在大同成立中华全国中医内科学会痹症学组；1989年在江西庐山成立全国痹病专业委员会；1995年11月在无锡成立中国中医药学会（现为中华中医药学会）风湿病分会。在我和焦树德先生的推动下，中医风湿病的研究距今已近四十载，期间，我相继创立了燥痹、产后痹、痛风等风湿病的病名，阐释了其理论渊源并示以辨证心法及有效方药；我还主持修订了风湿病二级病名如五脏痹、五体痹等诊疗规范，明确其概念、诊断及疗效评定标准，丰富了中医风湿病的理论内涵，为中医风湿病学的标准化、规范化奠定了基础。在我的参与和推动下，研发了风湿病系列的中成药，如尪痹冲剂、湿热痹冲剂、寒湿痹冲剂、瘀血痹冲剂、寒热错杂痹冲剂等，临床一直沿用至今，经多年临床观察，其疗效安全满意。我就任风湿病分会主任委员期间，主持、举办了多次国内外风湿病学术会议，并筹办了多期中医风湿病高研班，大大地促进了风湿病的学术交流和学科的进步与发展。

王承德是我招来的研究生，从工作分配到风湿病分会，一直在我门下且当我的秘书，我对其精心培养，并推荐他为风湿病分会主任委员。自王承德同志担任第二届、第三届中华中医药学会风湿病分会主任委员以来，风湿病学界学术氛围浓厚，学术活动丰富，全国同道在整理、继承的基础上不断进行探索和创新研究。"据经以洞其理，验病而司其义"，按尊崇经典、注重临床、传承创新的思路，参照标准化、规范化的要求，在"十一五""十二五""十三五"全国重点专科——风湿病专科建设成绩卓著，中西结合，融会新知，完善了中医风湿病学的学术体系。

承德同志授业于谢海洲先生门下，尽得其传，对焦树德先生、朱良春先生、王为兰先生的经验亦颇多继承，谦虚向学，勇于实践，精勤不倦。这次由他领导编撰的《风湿病中医临床诊疗丛书》囊括了最常见的风湿病中17个病种，每种病独立成册；各分册都循统一体例，谋篇布局，从中医的历史沿革、病因病机、治则方药，到西医的病因病理、诊断治疗，以及中西医康复护理、专家经验荟萃和现代研究，中西贯通，病证结合，反映了当今中医风湿病学界的最新学术进展；按照《黄帝内经》五脏痹－五体痹的方法论去认识各种西医诊断的风湿病，进行辨证施治。其立论严谨，条理分明，实用有效，体现了中医辨治风湿病的最高学术水平。《风湿病中医临床诊疗丛书》将付梓面世，这是我们中医药事业之幸事，风湿病患者之福音。

余九旬老叟，心乐之而为序。

国医大师　路志正
岁在戊戌，戊午秋月

王 序

风湿之病，由来已久，常见多发，缠顽难愈，医者棘手之世界难题。中医对风湿病的认识远远早于西医，如《黄帝内经》著有"痹论"和"周痹"专篇，对风湿病的病因病机、疾病分类、临床表现、治则方药、转归预后等都有系统、全面、深刻的阐述；明确地提出五体痹（皮、肉、筋、脉、骨）和五脏痹（肺、脾、肝、心、肾），详细地论述了五体痹久治不愈内舍其合，而引起五脏痹。中医学早就认识到风湿病引起的内脏损害，更了不起的是，中医的痹病包括了现代西医的绝大部分疾病。汉代张仲景《金匮要略》首立风湿之病，历代医家各有发挥，如丹溪湿热论，叶天士温热论，吴鞠通湿温论，路志正燥痹论，焦树德尪痹论，谢海洲扶正治痹，朱良春顽痹论等，他们各有发挥和论述，其医理之精道，治法之多样，方药之专宏，内容之翔实，真是精彩纷呈，各领风骚。

中医风湿病学是中医药宝库中一朵秀丽的奇葩，也是最具特色和优势的学科之一。

承德是我的学生，是谢海洲老师的高足，也是路志正老师、焦树德老师的门生。多年来我很关心和培养他，许多学术活动让他参加，如我是中华中医药学会急诊分会主任委员，他是秘书长，在我们的共同努力下，急诊分会从无到有，由小到大，从弱到强，队伍逐渐壮大，学术不断提高，影响越来越大，改变了中医慢郎中的形象。

多年来，承德跟随路老、焦老从事风湿病分会的工作，在二老的带领下，风湿病分会不论在学科建设、人才培养、学术研究、学术交流、国际交流等方面都取得了显著的成绩。承德又接路老的班，担任了风湿病分会主任委员。

承德近期组织全国中医风湿病著名专家学者，耗时 3 年之久，几经易稿，编辑了《风湿病中医临床诊疗丛书》，计17个病种，各病独立成册，编写体例新颖，汇集中西医，突出辨证治疗和各种治法，总结古今名家治疗经验是该书的重点所在。该丛书全面、系统地总结、归纳了中医风湿病历代医家和近年研究概况、学术进展，是风湿病集大成之巨著，资料翔实，内容丰富，经验宝贵。

丛书的面世正是中医风湿病各界砥砺前行的见证，可谓近代中医学发展的一簇茁壮新枝，是中医学之幸事，风湿病之福音，可喜可贺！欣慰之至，乐之为序。

中国工程院院士

王永炎

中国中医科学院名誉院长

戊戌年秋月

晁 序

昔人云，不为良相即为良医。相之良则安天下，医之良则救黎庶。庙堂之与江湖，虽上下有别，隐显各殊，然用心一也，视事深虑，不敢轻慢，医者当谨思之，慎审之，余深以为然。

《黄帝内经·素问》凡八十一篇，通天道，顺四时，理人事。其中有大论别论，法时全形，精微刺要，无所不至。而论及病，仅热、疟、咳、风；厥、痛、痹、痿概十一病，皆古今大众之苦楚也。病平而常，苦痛难当。尤痹论风寒湿三气合杂，病也顽，患也重，治更难，为医之苦也。

中医药学植根于中华传统文化之中，乃中华文化之奇葩。其提挈天地，把握阴阳，探理溯源，治病求本，辨证施治，大道至简，大理通明，深究之，细研之，发扬光大，诚不失我华夏后生之职守也。

承德是我的学生，也是我的助手，我是急诊分会主委，他是秘书长，多年来我们为中医急诊分会的组织建设、学科发展、学术交流、人才培养、成果推广进行了不懈努力，使中医急诊学科建设迅速发展壮大，成为全国有影响的学科，为我国中医急诊工作做出了应有的贡献。

承德及众贤达之士潜心风湿病数十年，继承焦树德、谢海洲、朱良春之遗风，兼秉路老重脾胃调五脏之枢机。在中华中医药学会风湿病分会及世中联中医风湿专业分会中继往开来，砥砺前行，统筹国内一流大家，重订《实用中医风湿病学》，在"十一五""十二五"全国中医重点专科——风湿病专科建设之后，再度筹措编纂《风湿病中医临床诊疗丛书》。以西医学主要风湿病名为分册，归纳类风湿关节炎、强直性脊柱炎、系统性红斑狼疮、白塞病、痛风、骨关节炎等十七分册。统一体例，独立成卷，纵论历史沿革、辨证要点、诊断标准、历代医家治则验案、文献索引；横及现代医学之病理、生化、检测方法。全书纲举目张，条分缕析，广搜博采，汇通中西，病证结合，立法严谨，选药精当，医案验证可采可信。书中引经据典，旁证参考，一应俱全，开合有度，紧束成篇，可通览亦可分检之。

《风湿病中医临床诊疗丛书》汇集国内著名中医风湿专家，通力合作，如此鸿篇巨制，乃风湿病诊疗之集大成者，蔚为壮观。此非高屋建瓴、统摄权衡者不敢为也，非苦心磨砺、独具慧眼者，不能为也。此书可为初学者张目，可为研究者提纲；读之则开卷有益，思之可激发灵光；医者以之楷模，病者可得生机。善哉，善哉。

览毕，余为之庆幸，愿以为序。

国医大师　晁恩祥

戊戌年冬月

自　序

　　光阴似箭，岁月如梭，一晃吾已年逾古稀。回首五十多年走过的行医之路，艰辛而漫长，也坦然豁然。我从小酷爱中医，梦想长大能当一名郎中，为乡亲们解除病痛。初中毕业，我考上了甘肃省卫校，被分配到检验专业，自此决心自学医疗和中医知识。时逢"文革"动乱，我自己去甘肃省人民医院进修，如饥似渴地学习中西医知识。毕业后，我自愿报名去了卓尼疗养院（麻风病院），因医院正在建设之中，闲暇时间较多，我就背药性赋、汤头歌等。从1970年大学开始招收工农兵学员，我每年都报名，终于1976年考上了北京中医药大学，走上了学习中医之路，实现了学中医的梦想。入学时，我们又赶上粉碎"四人帮"的好时机，"文革"期间老教授们都未上台讲课，此时重上讲台，积极性很高，我们聆听了任应秋、刘渡舟、赵绍琴、王绵之、董建华、焦树德、程士德、施汉章等大师们的讲课，真是万分荣幸。

　　我的毕业实习是在广安门医院，有幸跟谢海洲、路志正老师侍诊学习。毕业后我被分配到甘南州人民医院工作。1982年我报考了中国中医科学院广安门医院由赵金铎、谢海洲、路志正三位导师招收的痹病专业硕士研究生，这也是我国第一个中医风湿病专业的研究生，从此开始了我的风湿病研究工作。学习期间，除跟谢老临诊之外，我阅读了大量古今有关风湿病治疗的文献，总结了谢老治疗风湿病的经验和学术思想。我的毕业论文是《论扶正培本在痹病治疗中的重要意义》，后附100例病案分析。论文在总结谢老经验和学术思想的基础上提出了几个新的学术观点。如从病因病机方面，强调正虚是发病之本，提出"痹从内发"。风湿病的发病，不仅是内外合邪，更是内外同病，正虚为本，此乃发病之关键。脾虚外湿易侵，阳虚外寒易袭，阴虚外热易犯，血虚外风易入。此外，外未受邪，脾虚生内湿，久生痰浊，血虚生内风，阴虚生内热，阳虚生内寒，气虚生瘀血，风、寒、湿、热、痰浊、瘀血从内而生，留于肌肤筋脉，停滞关节，闭阻气血，内侵五脏，痹从内生。

我在论文中提出"痹必夹湿"的观点。我在查阅历代文献时发现，《说文解字》曰："痹，湿病也。"《汉书·艺文志》曰："痹，风湿之病。"《素问·痹论》曰："风寒湿三气杂至，合而为痹。"张仲景将该病放在《金匮要略·痉湿暍病脉证治》的湿病中论述，清·吴鞠通将该病放在《温病条辨·中焦篇·湿温》中论述，足见历代医家对风湿病从湿论治的重视。此外，发病的病因病机、临床表现、转归预后等都与湿有密不可分的关系。湿为阴邪，易伤阳气，其性重浊，黏滞隐袭，秽浊潮湿，其性趋下，阻遏气机，病多缠绵难愈。湿邪在风湿病的发生发展、转归预后等方面有重要影响，大凡风湿病者，多肌肉重着酸痛，关节肿胀，肌体浮肿，周身困倦，纳呆乏味，病程缠顽难愈。

湿为重浊之邪，必依附他物而为患，内蕴之湿，多可从化，非附寒热不能肆于人，感于寒则为寒湿，兼有热则为湿热，夹有风则为风湿。诸邪与湿相合，如油入面，胶着难化，难分难解，故风湿病一般病程较长，缠顽难愈。

我强调脾胃在风湿病中的重要地位。以往医家重视肝肾，因肾主骨，肝主筋，风湿病主要责之于肝肾，强调肝肾在风湿病中的地位。基于"痹必夹湿"的认识，脾属土，主运化水湿，湿之源在脾，土旺则胜湿；脾又主四肢和肌肉，阳明主润宗筋，主束骨而利关节，气血之源又在脾，故脾胃在风湿病中占有非常重要的地位。

在治疗方面，历代医家以祛邪为主，我提出扶正培本为基本大法。在扶正方面，滋阴以清热，温阳以散寒，养血以祛风，益气以化瘀。历代医家重视肝肾，我更强调脾胃，健脾益气、化湿通络是治疗风湿病的基本法则。因风湿病的病位多在中下二焦，病邪弥漫于关节与筋膜之间，故用药宜重，药量宜大。因痹必夹湿，湿多与他邪裹挟、胶着难解，故证型不易变化，治疗要守法守方。风湿病是世界之顽疾，非常之病必用非常之药，顽难之疾需用特殊之品。有毒之药也称虎狼之品、霸道之药，其效快而猛烈，能斩关夺隘，攻克顽疾，非一般药可比。我治风湿病善用有毒和效猛之品，如附子、川乌、草乌、细辛、马钱子、雷公藤、全虫、蚂蚁、水蛭、大黄、石膏等，只要辨证正确，配伍合理，是安全有效的。如雷公藤配附子之后，毒性大减，雷公藤性寒味苦治热证为宜，不宜寒证；附子大热，治寒证为宜，热证慎用。二者配伍，毒性大减。另附子大热，若配大黄或知母之类，能够制其热，减毒性，其疗效明显提高。

经过近四十年的临床验证，我以上关于风湿病的学术观点越来越被证明是正确的，对指导风湿病的临床还是有价值的。

我在攻读研究生期间就跟路志正和焦树德等老师从事风湿病分会工作，先后担任秘书、秘书长、副主委、主任委员。2000年我被路老推荐并选举为第二届风湿病分会主任委员，直至2015年卸任。几十年来，在路老和焦老的精心培养和正确指导下，风湿病分会从小到大、从弱到强，学术队伍从最初的二十余人发展至目前四百多人，发展迅速，学术水平逐年提高，规模逐年扩大，每年参会代表有五百多人，学术氛围浓厚。到目前为止，共举办全国性风湿病学术会议二十余次，召开国际中医风湿病学术研讨会十多次，举办全国中医风湿病高研班二十多期。2010年在北京成立了世界中医药学会联合会风湿病专业委员会，我担任会长。至今已在马来西亚、美国、俄罗斯、西班牙、葡萄牙、意大利、新西兰、泰国等国家及北京、台湾、香港等地举办世界中医药学会联合会的年会，并举办国际中医风湿病学术研讨会分会场。

多年来，风湿病分会重视规范化、标准化研究。鉴于该病病名混乱，如1983年学组刚成立时称为痹症学组；大家认为"症"是症状，不能称为痹症，于是更名为痹证专业委员会；大家又认为"证"是一个证候群，也代表不了疾病，于是又改为痹病专业委员会。西医学对此病的认识也在不断变化，20世纪60～70年代称胶原化疾病，70～80年代称混合结缔组织病，90年代称风湿类疾病。而风湿病之病名中医自古有之，我于1990年首先提出将痹病改为风湿病的建议，还风湿病的历史原貌。理由之一：历代中医文献里早有记载。如《汉书·艺文志》曰："痹，风湿之病。"《金匮要略》曰："病者一身尽痛，发热，日晡所剧者，名风湿。此病伤于汗出当风，或久伤取冷所致也……"《神农本草经》记载了26种治疗风湿病的药物，特别是下卷明确提出："疗风湿病，以风湿药，各随其所宜。"这是专病专药的记载。《诸病源候论》曰："风湿者，以风气与湿气共伤于人也……"《活人书》曰："肢体痛重，不可转侧，额上微汗，不欲去被或身微肿者何？曰：此名风湿也。"理由之二：痹病的名称不能囊括所有风湿疾病，"痹"的含义广泛。"痹"既是病机，指闭塞不通；又是病名，如肺痹、胸痹，极易混淆。许多带"痹"的并不是风湿病。

从病因、病机、分类、临床表现、证候等方面看，风湿病病名较痹病更科学、合理，更具有中医特色，更符合临床实际。我提出此建议后，也有反对者，但经多次讨论，路老、焦老同意，提交1993年第七届全国痹病学术研讨会讨论后，大家一致同意将痹病改为风湿病。这是我国中医风湿病学会对中医药学的一大贡献。我还在全国各学术会议上不断阐述将痹病改为风湿病的重要意义。学会还对五体痹（皮、肌、筋、脉、骨）和五脏痹（心、肝、脾、肺、肾）及尪痹、大偻、燥痹等二级病名的诊断标准和疗效评定进行了规范化和标准化研究。

近几十年现代免疫学的迅速兴起，使人们对风湿病的认识更加深入，诊断日益先进，加之病种的逐渐增加，新药研发和治疗手段不断涌现和更新。现代风湿病学的发展也非常迅速，成为一门新兴学科。为了提高风湿病诊断和治疗水平，突出中医药的特色和优势，总结中西医治疗风湿病的研究成果和宝贵经验，适应当前风湿病学科的发展，满足患者的需求和临床工作者的要求，世界中医药学会联合会风湿病专业委员会特邀请国内著名中西医专家和学者编写了《风湿病中医临床诊疗丛书》。我们选择以西医命名的最常见的17个病种（系统性红斑狼疮、强直性脊柱炎、类风湿关节炎、成人斯蒂尔病、反应性关节炎、干燥综合征、纤维肌痛综合征、骨关节炎、痛风、骨质疏松、白塞病、风湿性多肌痛、硬皮病、炎性肌病、银屑病关节炎、儿童常见风湿病、产后痹）作为丛书的17个分册，每分册分为九章，分别是历史沿革、病因与病机、诊断与鉴别诊断、中医治疗、西医治疗、常用中药与方剂、护理与调摄、医案医话、临床与实验研究。丛书以中医为主，西学为用，如中医治疗分辨证治疗、症状治疗及其他治疗，尽可能纵论古今全国对该病的治疗并加以总结；常用中药从性味归经、功能主治、临床应用、用法用量、古籍摘要、现代研究等方面论述；常用方剂从出处、组成、煎服方法、功能主治、方解、临床应用、各家论述等方面阐述；总结古今医案医话也是本丛书的重点，突出历代医家对该病的认识和经验，更突出作者本人的临床经验，将其辨证论治的心得融入其中，匠心独运，弥足珍贵。风湿病是世界顽难之疾，其治疗有许多不尽如人意之处，仍缺乏特效的药物和方法，尚需广大有志于风湿病研究的仁人志士勤于临床，刻苦钻研，不懈探索，总结经验，传承创新，攻克顽疾。

本丛书编写历时 3 年之久，召开编写会 6 次，数易其稿，可谓艰辛，终于付梓面市，又值中华人民共和国成立 70 周年之际，我们把它作为一份厚礼献给祖国。希望本丛书的出版，对中医风湿病诊疗研究的同仁们有所裨益，也借此缅怀和纪念焦树德、谢海洲、朱良春、王为兰、陈志才几位大师。

特别感谢路志正国医大师、王永炎院士、晁恩祥国医大师百忙之中为本丛书作序，给本丛书添彩。

本丛书编写过程中，各位专家及编写办公室工作人员辛勤努力，医药企业也给予了积极支持，同时得到了中国中医药出版社领导和编辑的大力支持，在此一并表示衷心感谢！

由于水平所限，本书若存在瑕疵和不足之处，恳求广大读者提出宝贵意见，以便再版时修订提高。

世界中医药学会联合会风湿病专业委员会会长
中华中医药学会风湿病分会名誉主任委员　　王承德

2019 年 3 月

总前言

《风湿病中医临床诊疗丛书》总主编王承德教授从事中医风湿病临床工作近四十年，担任中华中医药学会风湿病专业委员会第三届主任委员、第四届名誉主任委员，世界中医药学会联合会风湿病专业委员会会长。在他的领导下，中医风湿病学临床与研究队伍经历了初步发展到发展壮大的过程，中医风湿病学有了长足发展。王承德教授一直致力于提高中医诊治风湿病临床水平的工作，有感于西医治疗风湿病的诊疗技术及生物制剂等临床新药的使用，遂决定组织全国权威风湿病专家编写本套丛书，以进一步提高中医风湿病医生的诊疗水平。

《风湿病中医临床诊疗丛书》共收录17个病种，各病独立成册，每册共9章，分为历史沿革、病因与病机、诊断与鉴别诊断、中医治疗、西医治疗、常用中药与方剂、护理与调摄、医案医话、临床与实验研究，汇集了中医、西医对17种常见风湿病的认识，重点论述了疾病的中医病因病机和西医病因病理，介绍了疾病的诊断与鉴别诊断，特别突出中医辨证治疗和其他治法，总结了治疗疾病的常用中药和方剂。总结古今名家治疗经验是本丛书的一大亮点，临床与实验研究为临床科研提供了思路和参考。

本丛书由国内中医风湿病领域的权威学者和功底深厚的中医风湿病专家共同编撰。2016年3月丛书召开第一次编委会，经过讨论，拟定了丛书提纲，确立了编写内容。本着实用性及指导性的原则，重点反映西医发展前沿、中医辨证论治和古代及现代名家的医案医话。2016年10月和2017年10月，编委会两次会议审定了最终体例。会议就每一种疾病的特点与内容进行了仔细审定，如类风湿关节炎在辨证论治中就病证结合、分期论治进行了详细的阐述，白塞病增加了诊疗思路和临证勾要两部分，这些都是编著者多年的临床思考和心得体会。现代医案医话部分除了检索万方、知网、维普等数据库外，又委托中国中医科学院信息所就丛书中的病种进行了全面检索，提供了国家级、省部级、地市级名老中医工作室内部的、未发表过的医案供编著者选择。丛书最终经总主编王承德教授审定，内容翔实，易懂实用，既有深度又有广度，不仅汇集了西医风湿病最新的前沿动态，还摘录了古代名医名家的经验用药，同时又有当代风湿病学大家、名家的经验总结，是编著者多年风湿病临床经验的结晶。本丛书可作为各级医疗机构从事中医、中西医风湿病临床与科研工作者的案头参考书。

由于编撰者学识有限，书中若有疏漏与谬误之处，敬请广大读者提出修改意见，以便再版时修订提高。

《风湿病中医临床诊疗丛书》编委会

2019 年 4 月

编写说明

多发性肌炎和皮肌炎常以对称性四肢近端骨骼肌无力、肌痛为主要临床表现，可累及多个系统和器官，是特发性炎性肌病中最常见的两种类型。在治疗上，西医以糖皮质激素为首选药物，而免疫抑制剂、生物制剂、静脉注射免疫球蛋白和血浆置换用于病情严重或对糖皮质激素抵抗的患者。这些治疗虽能取效于一时，但疾病病情易于反复且毒副作用大。中医药以其整体调节、简便廉验、疗效确切及毒副作用少等特点被临床广泛运用，在本病的治疗中发挥了重要作用。

本分册从炎性肌病的历史沿革、病因与病机、诊断与鉴别诊断、中医治疗、西医治疗、常用中药与方剂、护理与调摄、医案医话及临床与实验研究等多角度做详细的阐述和探索，重点突出中医药在治疗炎性肌病方面独特的优势和蕴藏的潜力。

在编写过程中，我们始终强调既要有学术性，又要有系统性；既要注意实用性，又要考虑所选内容的权威性和指导性。力求突出中医特色，理论与实践相结合、医学与药学相结合、治疗与保健相结合、医家和方药相结合，内容丰富，对医疗、科研、教学工作均有很高的实用价值和指导作用。

由于水平有限，书中若存在不足或疏漏之处，热切希望广大读者提出宝贵意见，以便再版时修订提高。

《风湿病中医临床诊疗丛书·炎性肌病分册》编委会

2020 年 2 月

目 录

第一章

炎性肌病的历史沿革

特发性炎性肌病（idiopathic inflammatory myopathies，IIMs）是一组由自身免疫介导的，以侵犯骨骼肌为主的系统性结缔组织病，而皮肌炎（dermatomyositis，DM）与多发性肌炎（polymyositis，PM）是IIMs临床上最常见的两种类型。临床上常表现为四肢对称性近端骨骼肌无力、肌肉疲劳及肺间质纤维化，可累及多个系统和器官。病变严重者可出现吞咽肌和呼吸肌受累，引起吞咽、呼吸困难等症状，危及生命。

该病病因未明，但发病与病毒感染、免疫异常、遗传及肿瘤等因素有关。本病患病率为0.5/100000～8.4/100000。PM多见于成年人，平均起病年龄50～60岁。而DM显示两个发病高峰，分别为5～15岁和45～65岁。本病女性多见，男女比为1∶2。

第一节　中医对炎性肌病的认识

炎性肌病在中医学文献中虽没有相应的病名，但根据其不同阶段的临床表现可归属于不同病证。当患者以肌肉酸痛无力和（或）关节痛为主要表现者，可归属于"肌痹""肉痹"；以肌无力、肌肉萎缩为主要表现者，可归属于"痿证"的范畴；以面部、四肢紫红斑疹为主要表现者，可归于"阴阳毒"范畴。

肌痹在古籍中的明确记载可追溯到《黄帝内经》（以下简称《内经》），后世医家多有阐述。如《素问·长刺节论》云："病在肌肤，肌肤尽痛，名曰肌痹。"《素问·痹论》云："风寒湿三气杂至，合而为痹……以至阴遇此者为肌痹。""肌痹不已，复感于邪，内舍于脾。"《素问·痿论》云："肺热叶焦……著则生痿躄也……脾气热……肌肉不仁，发为肉痿。"《诸病源候论》云："此由血气虚弱，若受风寒湿毒，气血并行肌腠。邪气盛，正气少，故血气涩，涩则痹，虚则弱，故令痹弱也。"《张氏医通》谓："肌痹者，即着痹、湿痹也……四肢萎弱，皮肤麻木不仁，精神昏塞。"《证治汇补·痹证》云："痹久成痿，虚之所在……久而不痛不仁难治。"由此可见，正气亏虚、皮肤肌肉及脏器感邪发为本病，"不通、不荣"导致肌肉疼痛、痿软无力表现。《类证治裁》指出："诸痹……良由营卫先虚，腠理不密，风寒湿乘虚内袭，正气为邪所阻而不能宣行，因而留滞，气血凝滞，久而成痹。"说明肌痹发病为内外因共同作用之结果，内因为人体正气亏虚，外因则为风寒湿三邪的侵入，此为内外交合致病说。《叶选医衡》云："愚谓痹乃正气本和，因外感之风寒冷湿为刚烈之邪，当以有余名之。"叶天士认为痹病的引发不必有正气亏虚这一必备条件，当"刚烈之邪"侵入健康机体时亦可发病，此为外因致病说。又如《内经博议》曰："凡七情过用，则亦能伤脏气而为痹，不必三气入舍于其合也，所以然者，阴气静则神藏，躁则消亡。"强调不必外邪侵入，人体精神情志的变化亦可导致经络滞涩不通、气血运行不畅而发生痹病，此为内因致病说。现代医家在前人认识的基础上又有发展，如陈湘君强调脾胃虚弱为本病之本，湿、热、瘀、毒为本病之标，病变脏腑与脾、胃、肺、肾密切相关。金相哲认为该病是由于患者素体阴虚阳盛或脏腑内有蕴热，加之感受暑湿或烈日暴晒，热毒直射而致内外合邪、充斥血脉、侵蚀肌肤所致。江树舒认为邪毒痹阻是致病的关键因素，其主要病因病机是素体禀赋不足，阴阳气血与五行生克制化失常，以致邪毒内蕴或内外合邪，邪毒瘀痹肌肤、内脏、脉络，脏腑又因之受损，故为邪痹虚损之证。李学增认为瘀毒互结，痹损脉络是主要病机；邪毒外侵或内生是主要致病因素；先天不足，脏气亏虚是发病的内在根据，是疾病演变的根本，贯穿于整个发病过程。综观后世医家虽代有新说，然普遍接受本病的病因不外乎内外两端，在外责之风寒湿热毒邪，内因主要责之于正气不足、脾肾诸脏虚弱。由于感受外邪、情志不遂或劳逸过度等原因的诱发，邪气壅闭经络，正气为邪所阻而宣流不畅，以此导致肌肤筋骨失于濡养，出现拘挛、麻木、重着、疼痛，甚或痿软不用等症。

中医对痿证的认识，亦源于《内经》，如《素问·生气通天论》曰："因于湿，首如裹，湿热不攘，大筋緛短，小筋弛长，緛短为拘，弛长为痿。"《素问·阴阳别论》中提到："三阳三阴发病，为偏枯痿易，四肢不举。"可见这里的"痿"乃指四肢弛软、无力升举之症状。除此之外，《素问·痿论》中指出："脾气热则胃干而渴，肌肉不仁，发为肉痿。"《本病》：

"大经空虚，发为肌痹，传为脉痿。"《素问·长刺节论》："痛在肌肤，使肤尽痛，名曰肌痹，伤于寒湿。"后世医家在《内经》理论基础上进一步发展。《诸病源候论》认为该病为"荣气虚，卫气实，风寒入于肌肉，使血气行不宣流"所致。《类证治裁》指出："痿者，软弱乏力，筋弛而收，为热伤血脉之证。"刘河间认为："血衰不能荣养百骸。"李东垣曰："夫痿者，湿热乘于肝肾。"《丹溪心法》则另立专篇论述痿躄证治，分有湿热、湿痰、气虚、血虚、瘀血五个证候。《医学纲目》用五行生克理论阐发"泻南补北"作为治疗大法。王纶《明医杂著》提出痿证不可作风治。李中梓《医宗必读》分别对五脏之热所致痿证及夹湿热、湿痰、血虚、气虚、气血俱虚、食积、死血、实而有积、肾肝亏虚等分别提出了主治方药。《临证指南医案》强调脏虚致痿，临床多从肺热炽盛、寒湿入络、毒热入营、湿热浸淫、脾虚气弱等论治。现代医家如张鸣鹤认为皮肌炎慢性期应按痿证辨治，其病变部位在四肢肌肉，当责之于脾、肝、肾三脏，治以健脾益气，补益肝肾，方用补中益气汤合地黄饮子加减。查玉明认为，本病之起因多由先天禀赋不足，正气亏虚，卫外不固，而致邪毒内侵，伤及肺脾所致。"肺主皮毛""脾主肌肉"，故肺脾受伤，表现出皮肤、肌肉之病变。正气虚，阳气不足，邪毒外中，滞留于皮肤、肌肉、经络，痹阻不行，营卫失和，气虚血燥，以致肌肉失养，出现皮肤变硬，肌肉萎缩甚至瘫软不用。在临床上灵活运用温阳益气、温通经脉、益气血、养血润燥、化瘀通络、清热化湿、消肿解毒诸法来治疗该病。刘健认为，皮肌炎早期以四肢近端肌肉酸痛、压痛和无力为特征；后期以肌肉萎缩无力为主，类同痿证。该病的病因病机为素体阳盛或阴虚，热与湿合，或外感风寒湿邪，蕴久不愈，寒湿化为湿热，或外感风湿热邪入侵机体，循经入络，湿热熏蒸经络，气血运行不畅，湿热瘀阻，成痹成痿。后期则因湿热之邪浸淫，营运失常，气滞血瘀，肝肾阴虚，筋经、肌肉失润而弛纵不收，终成痿证；或因素体脾胃虚弱，或湿困脾虚，气血生化乏源，脏腑、经络、筋骨失养，关节不利，而致肢体痿弱不用。他认为该病总属本虚标实、虚实夹杂之证，正气不足是本病发生的内在基础，热、毒、湿、瘀为致病之标。病因以热为主，有实热、虚热之分，常兼湿邪为患。病位主要在肺、脾，与肝、肾相关。病机概之有热（实热、阴虚内热）、湿（湿热）、血（血热、血瘀）、气（气滞、气虚）四端。纵观前人所述，将本病的病因多归为寒湿、热毒、脾肾亏虚、脉络瘀阻等方面。

"阴阳毒"之名源于《金匮要略·百合狐惑阴阳毒病脉证并治第三》，文中记载阴阳毒证治的条文极为精简："阳毒之为病，面赤斑斑如锦纹，咽喉痛，唾脓血。五日可治，七日不可治。升麻鳖甲汤主之。阴毒之为病，面目青，身痛如被杖，咽喉痛。五日可治，七日不可治。升麻鳖甲汤去雄黄、蜀椒主之。"《诸病源候论·时气阴阳毒候》曰："此谓阴阳二气，偏虚则受于毒。若病身重腰脊痛，烦闷，面赤斑出，咽喉痛，或下利狂走，此为阳毒。若身重背强，短气呕逆，唇青面黑，四肢逆冷为阴毒。"以上经文所述的皮肤损害、关节疼痛、身痛如被杖及咽喉痛等症与皮肌炎急性发作时症状十分近似，而唇青面黑、四肢逆冷等症与皮肌炎合并雷诺现象时的表现类似。"阴阳毒"之病机，在于"毒邪"从口鼻咽喉进入机体，若毒邪蕴于咽喉，可出现"咽喉痛"症状；如果邪气停聚于肌肤，病变部位表浅者，阳气热盛而壅于上故出现斑似锦纹；若邪气由咽喉要道直入脏腑，病变部位较深者，出现气血凝滞不通，阳气无法到达头面四肢，导致头面四肢失去阳气的温煦，而出现面目青、周身疼痛等症状。现代医家如陈亦人主张该病从"阴阳毒"论治，常以化瘀通络、解毒通阳为基本大法，并针对患者的不同情况，随症加减。尤其强调，在激素与中医药联合应用的过程中应注意，大量激素应用期，患者多表现为肝肾阴虚、湿热内蕴证，故当以滋补肝肾、清热凉血为法；在激素停减的过程中，患者多有阳气不足的表现，故应适当地补气升阳，逐渐撤减激素，从而使病情向愈。张鸣鹤认为皮肌炎急性期以皮肤病变为主，应按"阳毒"进行辨治，其病机为先天禀赋不足或素体阴虚阳盛，感受风热邪毒，侵及气营致气营两燔。血凝于肌肤，发为红斑；累及血分，致瘀血阻滞；甚则热毒内攻脏腑，出现脏器损害。治疗当以清热解毒、凉血化瘀为主，兼以祛风通络，方用清营汤加减。

综上所述，由于本病的复杂性，各医家对于本病的认识各不相同，目前临床多根据本病不同的临床表现，或从"肌痹""肉痹"，或从"痿证"，或从"阴阳毒"加以辨治。主要治法仍是从湿热毒瘀论治，以清热解毒化湿、活血通络为主，根据证型和病程发展，分别加之补肺、健脾、益肾等益气滋阴、扶正固本之法。

第二节　西医对炎性肌病的认识

1863 年 Wagner 首次报告一例多发性肌炎，1887 年 Unverricht 首次描述了一例皮肌炎的皮肤表现。此后相当长时间内，对本病的认识非常有限。近年来，由于科技进步、诊疗手段的不断提高，目前认为多发性肌炎和皮肌炎为自身免疫性结缔组织病之一，属于以横纹肌受累为主的特发性炎症性肌病（idiopathic inflammatory myopathy，IIM）范畴，系一组临床综合征。

本病常伴有多器官损害，其中肺部受累比率较高，其次为关节病变，合并肝脏、心脏、肾脏损害较少见。PM/DM 的发病率有种族、地区及性别差异性，各年龄组均可发病。其病因及发病机制尚不清楚，临床表现多样，尚无根治办法。PM/DM 患者中女性患病率为男性的 2 倍；种族差异明显，美国黑人患者 4 倍于白人；日本成人患病率最低。各年龄组均可发病，发病年龄有两个高峰，5～14 岁儿童和 45～64 岁成人。PM/DM 至今尚无明确病因，有研究认为主要与遗传、环境、免疫相关，认为是环境因素作用于遗传易感者，进而导致机体产生一系列的免疫异常所致。Akira 的研究证明，HLA-DR 与 PM 高度相关，HLA-DRB1*07 则既是 PM 的保护基因，同时又是 DM 的致病基因。已有报告提出，PM/DM 的发病与病毒感染有关。柯萨奇病毒、细小病毒属、肠道病毒、反转录病毒等被认为与 PM/DM 的发病密切相关。普遍认为病毒感染是多发性肌炎发病的"导火索"，引发自身免疫反应，导致肌纤维变性、坏死。病毒直接感染的证据，是首先要在肌炎患者肌纤维中找到病毒的 DNA 或 RNA，其次要找到病毒基因表达的蛋白。Douche Aourik 等在肌炎患者肌肉标本中发现肠道病毒 RNA 持续存在，但未发现蛋白表达。有研究发现，TT 病毒（一种单股

DNA 病毒，与肝功能异常有关）感染的肌炎患者临床症状比无 TT 病毒感染更重些。另外，有研究发现 PM/DM 患者有抗 Mi 抗体、抗 Jo-1 抗体及抗 PM-1 抗体等，认为这些抗体阳性的患者有并发间质性肺纤维化的倾向。此外，70% 的皮肌炎患者被证实有循环免疫复合物的存在。免疫球蛋白及补体等免疫复合物沉积在骨骼肌及血管壁是导致肌肉和血管损伤的重要原因。PM/DM 以近端肌力对称性减弱、肌痛为主要临床表现，DM 尚伴皮肤损害。对称性近端肌无力是肌炎特征性的临床表现，最常累及的肌群为肩胛带肌、四肢近端肌、颈咽部肌。累及肩胛带肌时可表现为抬臂困难，不能梳头和穿衣；累及四肢近端肌时表现为下蹲、上台阶困难；累及颈咽部肌可出现吞咽困难、声音嘶哑等。约 50% 的患者可出现肌痛，多由于急性期肌肉炎症、变性等引起。PM/DM 特有的皮肤损害为 Gottron 征，发生率达 80%，它是发生在掌指、趾指关节或肘关节伸侧的红色或紫红色斑丘疹，边缘不整或融合成片，其中心可伴有皮肤萎缩、毛细血管扩张、色素沉着或减退。特征性皮损包括眼睑或眶周的水肿性紫红色皮疹、甲周毛细血管扩张、皮肤异色病样改变、技工手、披肩征和 V 征。非特异性皮疹有恶性红斑、多形红斑、荨麻疹、光感性皮炎、结节性红斑、皮肤坏死等。出现恶性红斑及皮肤坏死者常为伴发恶性肿瘤的危险因素，临床诊治时遇到此类皮疹需提高警惕，必要时行相关肿瘤学检查以排查。肺部病变为 PM/DM 最常见的脏器损害，包括间质性肺病、肺部感染、肺癌、胸腔积液、胸膜炎、肺纤维化等。关于 PM/DM 并发间质性肺炎的文献，国内外均有较多报道，发生率为 5% ～ 65%，另一常见的损害脏器为心脏，主要表现为心律失常、心肌损伤、心包炎、瓣膜病变、肺动脉高压。国内有研究结果表明，PM/DM 心脏受累的发生率为 6% ～ 75%。尽管较多研究认为心脏损害是发生死亡的重要原因之一，但有明显临床症状者较少见。少数患者可以出现肾脏受累，表现为血尿、蛋白尿、管型尿等。PM/DM 急性期若出现暴发性横纹肌溶解，可导致急性肾小管坏死及肾功能衰竭。国外报道 PM/DM 合并肿瘤的发生率为 13% ～ 42.8%，且 DM 比 PM 更容易发生肿瘤。肿瘤可发生于 PM/DM 之前或之后 1 年内，亦有与肿瘤同时发生者，但多数发生于诊断 PM/DM 后。并发的恶性肿瘤多发生于鼻咽、食管、胃肠道、肺、乳腺、前列腺、子宫等，而发生于胆囊、肝、甲状腺、黑素瘤的恶性肿瘤较少见。少数 PM/DM 患者可以伴发其他结缔组织病，如 SLE、类风湿关节炎、重叠综合征、硬皮病、混合结缔组织病等。PM/DM 的临床表现多种多样，早期临床表现缺乏特异性，当临床表现与生化结果不一致时，往往导致 PM/DM 诊断困难。肌酶是 PM/DM 诊断最为敏感的实验室指标，大部分急性期 PM/DM 患者均有不同程度的肌酶升高。与 PM/DM 相关的肌酶主要为肌酸磷酸激酶（CK）、醛缩酶、天门冬氨酸转氨酶（AST）、丙氨酸转氨酶（ALT）、乳酸脱氢酶（LDH）等，其中 CK 为临床最常用的指标，CK 的升高与肌肉损伤的程度密切相关。但也有少数情况下，活动期患者的 CK 水平正常，其原因可能与病变处于极早期，肌纤维破坏轻，或循环中存在 CK 活性抑制物有关。肌电图作为 PM/DM 敏感性较高的检查，在 PM/DM 诊断中占据了举足轻重的作用，被列为 PM/DM 诊断可选的条件之一。在 PM/DM 活动期患者 EMG 阳性率可达 90%。PM/DM 患者的肌电图异常主要表现为肌源性损害，约 50% 的患者 EMG 可表现典型的三联征改变，但也有少数患者表现为肌源性合并神经源性或神经源性损害。肌肉病理活检是 PM/DM 的一项重要诊断和鉴别诊断依据。PM/DM 的肌肉病理表现主要为受累肌肉的变性、再生、坏死、吞噬作用和炎细胞浸润。炎症多在筋膜内间隔、血管周边及肌束周边。而当肌间血管出现内皮增生时，常伴随出现小管网状物质，易导致患者出现纤维素性血栓。纤维素性血栓形成后易导致患者出现毛细血管堵塞，进而引起束周萎缩发生。但是，该表现不具特异性，不能将 PM 与其他肌病鉴别开。另外，免疫组化出现肌细胞表达的 MHC-1 分子可作为 PM 的特征性表现。尽管肌肉病理有一定诊断价值，但临床较少应用，主要与该项目为有创性操作，患者不易接受，且肌肉病理不具特异性等原因有关。自 20 世纪 70 年代以来，一系列肌炎相关性抗体（myositis-associated autoantibodies，MAAs）和肌炎特异性抗体（myositis-specific autoantibodies，MSAs）逐渐在 IIM 患者的血清中被检测出来。MSAs 主要包括抗 Mi-2 抗体、抗信号识别颗粒（signal recognition particle，SRP）抗体和抗氨基酰 tRNA 合成酶（aminoacyl-tRNA synthetase，ARS）抗体等。这些抗体可以帮助临床医生将肌炎患者进一步区分为更加精细的亚型，从而指导治疗及预后评估。

　　PM/DM 是一组异质性疾病，临床表现多种多样且因人而异，治疗方案也应遵循个体化的原则。到目前为止，糖皮质激素仍然是治疗 PM 和 DM 的首选药物，严重者甚至可应用糖皮质激素冲击治疗。对激素治疗无效的患者首先应考虑诊断是否正确，诊断正确者应加用免疫抑制剂治疗；另外，还应考虑是否初始治疗时间过短或减药太快所致，是否出现了激素性肌病。田小兰等的研究认为，甲氨蝶呤（MTX）作为 PM/DM 治疗中重要的二线药物，治疗 PM/DM 有确定疗效，早期应用对于难治性 PM/DM 治疗意义较大。MTX 联合激素治疗优于激素单独治疗，与硫唑嘌呤（AZA）和环孢素 A（CsA）相比，在安全性方面有一定优势，副作用常见，但耐受性好。MTX 不仅对控制肌肉的炎症有帮助，而且对改善皮肤症状也有益处，且起效比 AZA 快。AZA 起效时间较慢，通常在用药 6 个月后才能判断是否对 PM/DM 有明显的治疗效果。目前 CsA 用于 PM/DM 的治疗逐渐增多，主要用于 MTX 或 AZA 治疗无效的难治性病例，CsA 起效时间比 AZA 快。用药期间主要应监测血压及肾功能，当血清肌酐增加 >30% 时应停药。环磷酰胺（CTX）在治疗肌炎中不如 MTX 和 AZA 常用，且单独使用时对控制肌肉炎症无效，主要用于伴有肺间质病变的病例。抗疟药对 DM 的皮肤病变有效，但对肌肉病变无明显作用。应注意的是，抗疟药可诱导肌病的发生，使患者出现进行性肌无力，易与肌炎进展混淆，此时肌肉活检有助于两者的鉴别。对于复发性和难治性病例，可考虑加用静脉注射免疫球蛋白（IVIg）。总的来说 IVIg 不良反应较少，但可有头痛、寒战、胸部不适等表现，且对于有免疫球蛋白缺陷的患者应禁用 IVIg。近年来有不少研究表明，肿瘤坏死因子单抗、抗 B 细胞抗体或抗补体 C5 治疗难治性的 PM 或 DM 可能有效。但大部分研究都是小样本或个案报告，确切的疗效有待于进一步的大样本研究。2 种或 2 种以上免疫抑制剂联合疗法主要用于复发性或难治性 PM/DM 病例，但目前只见于个案报道，无系统性临床研究结果。有报道 MTX+CsA 联合治疗激素抵抗型肌病有效；CYC+CsA 治疗 DM 的肺间质病变有效；激素 +CsA+IVIg 联合比激素 +CsA 治疗更易维持肌病的缓解状态。

　　DM 病程多变，一般预后较差。骆文静等报道的 PM/DM 合并癌症发生率 5.6%。并发恶性肿瘤、肌肉病变严重、有间质性肺部病变、吞咽困难、心脏受累及伴有发热、高龄、对糖皮质激素治疗反应较差（泼尼松用量需 >100mg/d）及单用糖皮质激素治疗等均是预后差的相关因素。此外，CK 不升高的 DM 预后也差。张国俊认为及早诊断，尽早正规、足量应用糖皮质激素，尤其早期激素冲击治疗，并继之以长时间适当剂量糖皮质激素治疗，及时加用免疫抑制剂或大剂量免疫球蛋白（IVIg）治疗，尽早发现肺间质疾病与排除恶性肿瘤，可提高 PM/DM 的疗效，改善其预后。

参考文献

[1] 黄玉红，姜敏，孙明军，等 . 多发性肌炎 / 皮肌炎误诊 98 例分析 [J]. 中国误诊学杂志，2011，11（12）：2902-2903.

[2] 陈丽，李丽琴 . 皮肌炎的诊断与治疗 [J]. 皮肤病与性病,2011,33(4)：201-203.

[3] Jeffrey P Callen. 皮肌炎的诊断与治疗 [J]. 继续医学教育,2007(23)：1-8.

[4] 赵云，吕玲 . 多发性肌炎 / 皮肌炎病因和发病机制研究进展 [J]. 复旦学报（医学版），2009，36（6）：779-781.

[5] Inukai A，Kuru S，Liang Y，et al. Expression of HLA-DR and its enhancing molecules in muscle fibers in polymyositis[J]. Muscle Nerve，2000，23（3）：385-392.

[6] Douche Aourik F，Berlier W，Feasson L，et al. Detection of enterovirus in human skeletal muscle from patients with chronic inflammatory muscle disease or fibromyalgia and healthy subjects[J]. J Med Virol，2003，71（4）：540-547.

[7] Gergely P Jr，Blazsek A，Dank K，et al. Detection of TT virus in patients with idiopathic inflammatory myopathies[J]. Ann N Y A cad Sci，2005，1050：304-313.

[8] 原榕珍，吴元胜 . 多发性肌炎 / 皮肌炎住院患者的临床回顾性研究 [D]. 广州：广州中医药大学，2012.

[9] Fardet L，DuPuy A，Gain M，et al. Factors associated with underlying malignancy in a retrospective cohort of 121 patients with dermatomyositis[J]. Medicine（Baltimore），2009，88（2）：91-97.

[10] Chandesris MO，Durand JM，Gamby T，et al. Dermatomyositis with cutaneous necrosis revealing a fallopian tube carcinoma [J]. Rev Med Interne，2005，26（6）：508-510.

[11] Fathi M，Lundberg IE. Interstitial lung disease in Polymyositis and dermatomyositis[J]. Curr OPin Rheumatol，2005，17：701-706.

[12] 中华医学会风湿病学分会 . 多发性肌炎和皮肌炎诊断及治疗指南 [J]. 中华风湿病学杂志，2010（12）：828-831.

[13] Wakata N，Kurihara T，Saito E，et al. Polymyositis and dermatomyositis associated with malignancy：a 30-year retrospective study [J]. Int J Dermatol，2002，41（11）：729-734.

[14] 单曙光，李向培，厉晓梅，等 . 皮肌炎的肌酶检测与临床关系的初步探讨 [J]. 中华新医学，2002，3（1）：46-47.

[15] 田小兰，王冬雪，王国春 . 甲氨蝶呤治疗多发性肌炎 / 皮肌炎的系统评价 [J]. 中日友好医院学报，2012（1）：29-33.

[16] 骆文静，蒲传强，石强 . 90 例多发性肌炎和皮肌炎预后影响因素随访研究 [J]. 第三军医大学学报，2010（8）：842-845.

[17] 张国俊 . 影响多发性肌炎和皮肌炎疗效的因素分析和对策 [J]. 脑与神经疾病杂志，2012，20（6）：431-433.

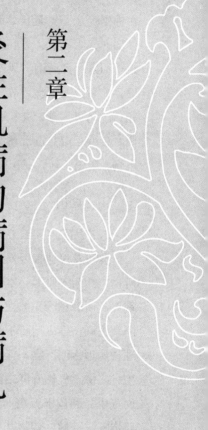

第二章

炎性肌病的病因与病机

第一节　中医病因病机

本病的病因不外乎内因、外因两个方面。在外责之于风寒湿热毒邪，在内则责之于先天禀赋不足及七情内伤、劳倦过度、饮食不当，导致脾虚气弱、气阴不足、五脏虚损。正气不足，腠理不密，卫外不固，以致外邪乘虚而入，此所谓"风雨寒热，不得虚，邪不能独伤人。卒然逢疾风暴雨而不病者，盖无虚，故邪不能独伤人。此必因虚邪之风，与其身形，两虚相得，乃客其形。"(《灵枢·百病始生》)故邪乘虚入里，内外热毒相搏，阴亏毒盛，湿热毒邪壅结于皮肤、肌肉、经络、关节之间，以致气血运行不畅，阻遏不通，肌肉筋脉失养而发病。

一、病因

1. 正气不足，五脏虚损

本病发病虽有因外感六淫、内伤七情所引，或为饮食失节、劳欲过度所诱，然诸多原因必本于正气虚惫、五脏虚损，其中脾肾两脏的虚损尤为重要，而脾虚为重中之重。因肾为先天之本，藏精之处，先天禀赋不足，阴阳失调，气血运行不畅及脏腑功能失调可致脏腑气血功能紊乱，机体生理或病理代谢产物不能及时排出而积热。脾胃居中焦，乃后天之本，气血生化之源，气机升降之枢。脾胃健运则饮食水谷能化生精微，洒陈于六腑而气生，和调于五脏而血生，内而五脏六腑、奇恒之府，外而四肢百骸、肌肉皮毛筋脉，皆得其养，形体始壮，神气乃昌。如脾虚失运，不能化生水谷精微以养肌肉筋骨，反而致使痰湿内生，湿郁化热，蕴结不解而蓄热成毒。

2. 外感风寒湿热毒邪

外因责之风寒湿热毒邪浸淫肌肤经络。外受风寒湿邪，郁而化热生毒；或风热之邪客于肌表，蕴结为毒，侵及营血而发病；或外感热病后余邪未尽，发热不退，皆可热毒燔灼，肺热叶焦，伤津耗气，使津液不得输布，不能濡养五脏，以致筋骨肌肉失养而痿软无力；或因气候、环境之故，令湿热之邪浸淫经脉，使气血运行受阻，或郁而生热，或湿热内蕴，或湿热相蒸，侵袭肌肉筋脉，使其失去滋养而痿软不用；又有湿热毒邪侵入血分，迫血妄行，向外而泛溢肌表发而为疹，向内壅滞肠络而为腹痛、便血等。若邪入心包，则出现神昏谵语。

3. 饮食劳伤，损及脾肾

饮食不节，过食辛辣或肥甘厚味，易生痰湿或湿热，阻滞气血，使体内气血不畅，肌肉筋脉失养而成病。过食生冷，损伤脾胃；或劳累过度，而耗伤气血，导致气血不养肌肉四肢而致痿。另外，房劳过度会耗伤肾精，伤于下焦引起肝肾阴亏，筋骨失养而发病，甚至病久阴损及阳而致肾阳虚衰。

4. 七情过极，久而化火

情志因素往往导致气机逆乱。郁怒伤肝，多表现为情志不畅或胁痛、黄疸，若日久不愈，可能会气病及血，导致瘀血、癥瘕等症；若气郁日久生热化火，或津液积聚而成痰，则可发为咳嗽、咳痰、气喘、胸痛等症；情志过极，气血逆乱，痰火或湿热痹阻清窍、蒙蔽心包，则可见神昏不醒或伴呕血黑便、尿少尿闭等症；七情过极日久，肝横逆克脾，或忧思日久亦伤于脾，导致脾土愈虚，疾病愈甚。

5. 日毒、药毒蕴久而发

皮肌炎的皮疹可因阳光暴晒而加重，类似于明·申洪良《外科启玄》中所述"日晒疮"。过度暴晒会损伤皮肤，并导致热毒由表入里，蕴结于肌肤血络，同体内之湿热毒邪相合，伤津耗液，闭阻气血、经络而发病。由于患者禀赋各异，对药物的反应多有不同，若机体拒药，则药亦化毒内蕴，日久必然诱发肌炎。

二、病机

1. 先天禀赋不足，五脏虚损是发病的基础

研究表明，炎性肌病的患病率在不同种族中有一定差异，并有一定的

遗传倾向，提示遗传因素在该病的发病中起着重要的作用。中医学认为，炎性肌病患者多有先天禀赋不足，素体气血亏虚，脏腑虚损及功能失调，此为该病发生的重要内因之一。而先天禀赋不足，首责之肾，因肾为先天之本，藏精而起亟也。《内经》曰："夫精者，身之本也。""肾者主水，受五脏六腑之精而藏之。""封藏之本，精之处也。"皆提出了肾主先天，具有调节、藏蓄一身之精气的作用。精为人体正气之本源，具有抵御外邪、保护机体免于疾病的作用。先天不足者，则肾元衰惫，五脏六腑虚损，气血阴阳失调，容易发生疾病，故肾虚不足，则百病乃生。由于本病多发于女性，女子体阴而用阳，阴常不足，阳常有余，故临床上肾阴亏虚尤为常见。先天真水不足，阴虚则火旺，则肾火易动。年青女性正是阳气旺盛之时，阴水易亏而生内火，妇女在绝经前后，肾气渐衰，天癸将竭，精血不足，阴阳失调而虚火上炎，此时最易发病。《景岳全书·虚损》曰："肾水亏，则肝失所滋而血燥生；肾水亏，则水不归源而脾痰起；肾水亏，则心肾不交而神色败；肾水亏，则盗伤肺气而喘嗽频……故曰：虚邪之至，害必归肾；五脏之伤，穷必归肾。"说明肾脏亏损尤其是肾阴亏虚对其他四脏功能的影响，最终可导致五脏虚损，功能失调。若由肾及肝，肝为罢极之本，诸筋罢极责之于肝。肝肾阴虚，虚火内炽，灼伤津液，而致津亏血瘀，筋脉失却濡养则宗筋弛纵；若邪热亢盛，肾水下亏，水不制火，则火灼肺金，又可加重肺热津伤，肺热叶焦，精津失其宣布而致痿，最终导致肢体痿软、咳喘等症，甚或大气下陷，而出现气短不足以息，或痰涎壅盛，气息将停。在脏腑虚损、功能失调的基础上，加之外感风湿热毒，或暴晒日光，或饮食不节，或内伤七情之扰，在多种诱发因素的作用下发病。

2. 后天脾胃虚弱是发病的必要条件

虽然本病日久可累及五脏，但脾胃虚弱是导致本病发生的必要条件，是病机的根本，其原因有四：

①脾胃乃后天之本，气血生化之源，主四肢肌肉。《素问·太阴阳明论》曰："四肢皆禀气于胃，而不得至经，必因于脾，乃得禀也。"《素问·五脏生成》指出："脾主运化水谷之精，以生养肌肉，故主肉。"《太平

圣惠方》亦曰："脾胃者，水谷之精，化为气血，气血充盛，营卫流通，润养身形，荣于肌肉也。"由于脾为气血生化之源，全身的肌肉都要靠脾胃所运化的水谷精微来营养，才能使肌肉发达、丰满、健壮。若脾胃虚弱，则气血生化乏源，不能充养肌肉、四肢，筋脉肌肉因之失养而弛纵，不能束骨而利关节，故见肌肉瘦削、痿软无力，以致上不能抬臂举重，下不能抬腿行走，甚至于吞咽、呼吸也感困难。②脾虚不能健运水湿，而使得湿浊内生，湿性黏滞，留而不去，气血运行不畅，则肌肉困重、酸痛无力。③《难经》曰："四季脾旺不受邪。"脾虚气血不充，腠理疏，无力御邪，又导致风寒湿热邪气易于入侵，一旦与内湿相合，则如油入面，难以祛除。气虚无力祛邪外出，则疾病缠绵难愈。④《景岳全书》云："脾为土脏，灌溉四旁，是以五脏中皆有脾气。而脾胃中亦皆有五脏之气，此其互为相使，有可分而不可分者在焉。"先天之本必赖后天之气以滋润充养，其余脏腑也受脾土之灌溉，故脾与其他脏腑尤其是肺肾之间的关系密切。肾为先天之本，藏先天之精，是人体元气生化之源，元气有激发、促进人体各脏腑功能的作用，而肾中先天之精有赖脾供养。土为金之母，脾胃虚弱，则无以充养肺金，《素问》云："饮入于胃，游溢精气，上输于脾，脾气散精，上归于肺，通调水道，下输膀胱，水精四布，五经并行。"故李东垣说："脾胃一虚，肺气先绝。"风寒湿热邪入侵，日久化热成毒，血滞为瘀，湿毒瘀相搏，充斥肌肤，气血运行受阻，故表现为肌肉肿痛无力或持续高热或口渴心烦或身重乏力，进而伤津耗血，筋脉肌腠失荣，遂出现肌肉萎缩、肢体不仁不用；营阴不足，心肾受损，或肺热逆传心包，则出现心悸、气短、喘急、水肿，诸症丛生。正气亏虚，无力祛邪外出，疾病缠绵难愈，致病程漫长，易于反复发作。

3. 湿热、热毒是发病的病理关键

炎性肌病大多以肢体痿软无力为主要临床表现。《素问·生气通天论》曰："因于湿，首如裹，湿热不攘，大筋缑短，小筋弛长，缑短为拘，弛长为痿。"《张氏医通·痿》亦曰："痿证，脏腑病因虽曰不一，大都起于阳明湿热，内蕴不清，则肺受热乘而日槁，脾受湿淫而日溢，遂成上枯下湿之候。"说明该病的发病与湿热的关系极其密切。《素问·痿论》云："有渐于湿，以水为事；若有所留，居处相湿。肌肉濡渍，痹而不仁，发为肉痿。"说明可因久处湿地，浸淫经脉，使营卫运行受阻，郁遏生热，久则气血运行不利，筋脉肌肉失却濡养而弛纵不收，成为痿证。何梦瑶指出："湿，在天为湿气，在地为土，在人为脾胃……然脾胃居中，兼赅六气，六气皆能为之病。"脾胃虚弱，中焦运化失宜，湿邪易生，湿邪郁而化热，又反使脾胃进一步受损，此为脾虚生湿热；或外感湿热，饮食肥甘厚腻，湿热内盛，阻滞中焦，使脾胃运化失职，此为湿热致脾虚。二者互为影响，形成恶性循环，使脾胃清阳之气不升，精微物质不能上荣，肌肉筋脉失养，发为四肢痿软乏力等症。脾主运化，其气主升，胃主受纳，以和降为顺。湿热蕴结中焦，纳运失司，升降失常，故脘腹痞闷，纳呆呕恶；且湿为阴邪，易阻气机，故便溏而不爽。脾主肌肉四肢，脾为湿困，湿性重着，留滞于脏腑经络，最易阻遏气机，使气机升降失常，经络运行不畅，故肢体困重、肌肉酸痛。湿遏热伏，郁蒸于内，故身热不扬，汗出不解，口渴多饮，痰黄难咳，小便赤涩热痛。另外，炎性肌病的治疗中常用的激素及免疫抑制剂亦增加了感受湿热的机会。激素容易引起水钠潴留、向心性肥胖，属中医学"湿浊"范畴，形成湿浊内盛之体。若在此基础上复感湿热之气，内外湿气搏结，每致患者纳呆、神疲、四肢倦怠乏力，导致肌炎病情加重。

所谓热毒，有因风寒、风湿内舍，不得发越，久郁化热所致；或因病久内生火毒湿热，直接燔灼阴血，阻滞气血运行；或日光灼灼，药物酿成热毒，引起内（虚）外（邪）相召，外火引动内火，外毒激发内毒，致使肌炎发作。邪伏内窜，若痹阻肌肤骨节，则表现为发热、斑疹肌痛、骨节肿痛；若内损脏腑气血，则可遍及三焦。

病在上焦者，病位以心肺为主，表现为发热恶寒或壮热烦渴、咽痛、喘咳胸满、呛咳声嘶等热毒炽盛之象，若邪郁不解，逆传心包或内陷心营，则可迅速出现全身瘫痪无力、喘憋心悸、呕血黑便，甚至神昏不醒等危症。病在中焦者，病位在脾胃。中焦脾胃乃全身气机之枢纽，邪气内犯脾胃，以致气机不畅，津液运化失常，聚湿生痰，或日久化热，湿热夹杂或热毒内蕴，外注肌肉筋骨故肌肉酸胀不适，关节红肿疼痛、乏力发沉；内扰脏腑功能故表现为呕恶，黄疸，腹满腹痛，食欲减退，苔厚或腻等湿热壅滞之症。病在下焦者，以肝肾为主。此因疾病日久，正气渐虚，病邪深入下焦，肾精耗伤，元阴受损。而肝肾同源、精血互化，故多表现为肌肉萎缩、形体消瘦、头晕耳鸣、牙脱发落等肝肾阴虚或阴虚火旺之症。若久病失治，阴损及阳或久服寒凉之品伤及脾阳，可致阴阳两虚甚至阴阳离绝。另外，也可有上中下三焦同病，虚实夹杂、清浊相并或内闭外脱，导致正气消亡者。

4.瘀血贯穿始末

本病临床上多表现为肌肉酸胀不适等肌痹表现，《景岳全书·风痹》曰：“盖痹者闭也，以血气为邪所闭，不得通行而病也。”故患者多有瘀血为患。临床上，在肌炎的发病过程中均可见到瘀血的临床症状，如颜面胸背部及指端红疹、雷诺征、舌质紫暗、舌下脉络怒张及脉涩等。究其瘀血成因，一方面，由于湿热阻滞经络、关节，痹阻不通，气机不畅，血运失常，可致气滞血瘀。另一方面，或因脾虚生湿，湿聚气运失常，瘀滞不通；或因邪毒火热搏结于血分，灼伤脉络，迫血妄行，血溢脉外，留而为瘀；或因阴虚内热，煎灼津液，血稠涩而为瘀；或因后期气虚血液运行失常，血脉凝滞则为瘀血，终成本虚标实、虚实夹杂之证。因此，瘀血贯通炎性肌病的整个发病过程。

第二节　西医病因病理

一、病因

1.遗传因素

肌炎与免疫应答基因的相关性及个别关于肌炎家族聚集性的报道均支持炎性肌病中遗传因素的作用。已知人类白细胞抗原Ⅰ类和Ⅱ类基因的多态性是多种自身免疫性疾病包括肌炎的遗传危险因素，但其机制尚不清楚。由于该基因产物影响 T 细胞库的发育、耐受及对外来抗原的免疫反应，一种可能的机制是环境因素触发人类白细胞抗原Ⅰ类和Ⅱ类基因的某种多态性选择。目前已知在白种人中，HLA-DRB 1*0301 和 HLA-DQA 1*0501 两种单倍型是最强的遗传危险因素，但不同的表型尚存在其他相关的危险因素及保护因素，在相当多的 IBM 患者中发现 HLA-B8 /DR3/DR52/DQ2 单倍型。同时，在不同人种和不同的血清学分组中，HLA 的危险性或保护作用也有显著区别，如在白种人中作为危险因素的 HLA-DRB1*0301 单倍型在日本人中却是一种保护因素，而在其他一些人群中（如韩国人和印第安人），尚未发现与 HLA 基因的相关性。HLA-DRB1*0301、HLA-DQA1*0501 和 HLA-DQB1*0201 的等位基因与 PM 的肌炎特异性自身抗体相关，但遗憾的是目前仍然缺乏研究数据支持 HLA 分子在疾病发病机制中的作用。一些研究报道来自母体的嵌合细胞出现于青少年型 DM 患者的外周血和肌肉组织中，提示 HLA 等位基因控制嵌合体的发生并解释了这些疾病中 HLA 的相关性。与其他自身免疫性疾病相似，肌炎是一个复杂的多基因疾病，涉及其他非 HLA 免疫反应基因［如细胞因子及其受体，包括肿瘤坏死因子 – α（TNF– α）、白细胞介素 1（IL–1）及肿瘤坏死因子受体 1（TNFR–1）等］、补体成分（如 C4、C2）、免疫球蛋白重链同种异型以及 T 细胞受体。对这些遗传组分的确切作用目前尚不清楚，部分由于疾病表型的异质性和疾病本身的少见性，在任何一个队列研究都只有很少的研究例数。目前国际共同合作，正在努力解决这些问题以寻找与肌炎相关的潜在遗传和环境危险因素。

2. 环境因素

部分炎性肌病患者的起病与当时的环境因素有关，提示在一定的遗传背景下，特定的环境因素可能是肌炎的始动因素。通常与肌炎有关的环境因素包括感染因素如细菌和病毒感染与非感染因素如药物和食物因素。例如，肠道病毒（流感病毒、柯萨奇病毒、埃可病毒）和反转录病毒（人 T 淋巴细胞病毒）可引起肌肉炎症。肠道病毒性肌炎常见于儿童，但多为内限性。患者的血清和组织样本中存在离滴度的抗病毒抗体和病毒颗粒以及动物模型中肠道病毒可诱导出肌炎，高度提示病毒感染可能是肌炎的致病因素之一。但使用如聚合酶链反应等高敏感性方法并未在肌炎患者组织中找到病毒，导致病毒感染是致病因素的说法始终存疑，而且排除了这些患者肌肉组织炎症进展是由于病毒持续感染所致。但如果病毒在被宿主免疫反应清除之前启动了病变，也可以解释肌炎的肌肉组织中病毒基因组的缺失。同样，目前已知葡萄球菌、梭状芽孢杆菌和分枝杆菌等可感染骨骼肌并引起急性肌肉炎症，但并没有证据显示这些病原微生物能够导致持续的慢性肌肉炎症。

寄生虫如鼠弓形虫、克鲁斯锥虫、螺旋体都可能启动炎性肌病的发生。支持寄生虫病因的证据包括：部分肌炎患者抗寄生虫治疗后血清学指标下降，肌炎症状可得到改善；其炎症的组织学表现包括巨噬细胞和 CD4$^+$T 细胞浸润；寄生虫感染可诱导出肌炎动物模型。尽管如此，临床上很少发现患者有寄生虫前驱感染史，所以仍很难证实寄生虫感染和人类肌炎发病之间的直接相关性。紫外线辐射很可能是 DM 发生的危险因素之一，流行病学研究显示，PM 和 DM 发病与纬度有关，越接近赤道，DM 发病率越高，而 PM 在北方国家发病率更高。PM 和 DM 发病率的这种纬度倾向差异性可能直接与紫外线辐射有关。这种相关性在抗 Mi-2 抗体阳性的 DM 患者中更加明显，也提示紫外线可能作为环境危险因素之一促进其病情进展。紫外线暴露和肌炎亚型之间的联系说明，紫外线作为一种外源性修饰因素影响 PM 和 DM 的临床表型。恶性肿瘤可能是另一个影响肌炎发生的危险因素，特别是 DM 与恶性肿瘤之间具有很强的相关性，早期临床观察已得到流行病学研究的证实。但 PM 和 IBM 与恶性肿瘤的关系尚未明确。现已发现，DM 患者在确诊 DM 时及 10 年后患恶性肿瘤的风险增加。恶性肿瘤和 DM 之间相关性的病理生理机制尚未明确，有几种解释。恶性肿瘤与DM 起病之间的强相关性提示，后者可能是一种副肿瘤现象，即肌炎的发展是恶性肿瘤的一种表现（与自身抗原相关），或恶性肿瘤与 DM 存在某种共同的发病机制。但这种独特的相关性的分子机制目前尚不清楚。切除肿瘤有时可改善肌无力，而肿瘤复发则有时伴随肌无力，这种现象间接证明了肿瘤和肌炎之间的相关性。最近的一份报告显示，肌炎特异性抗原在癌组织及肌炎患者再生细胞中高表达，这也提示肿瘤和肌炎的联系。有学者认为在癌症相关性肌炎患者中，针对癌症的自身免疫反应与自身再生肌细胞之间有交叉反应，建立了一种组织损伤和抗原选择之间的前反馈环路。但这种联系还需进一步深入研究，因为肿瘤相关的肌炎患者几乎从无肌炎特异性抗体产生（肌炎特异性抗体可能是肿瘤发生的保护性因素）。肌炎患者发生肿瘤的原因也可能与长期的慢性炎症或长期使用免疫抑制剂有关。

二、发病机制

目前对人类炎性肌病发病机制的认识有了很大的进展。因其常合并其他自身免疫性疾病（如桥本甲状腺炎）和胶原血管病（如硬皮病），但许多患者出现自身抗体反应，包括肌炎特异性自身抗体，因此，通常认为 IIM 是源于自身免疫。此外一些研究也证明 IIM 存在淋巴细胞介导的肌细胞损伤，而部分患者对免疫抑制剂治疗的良好反应也支持自身免疫因素的存在。

1. 体液免疫反应

半数以上的 IIM 患者会出现特殊的自身抗体，其中部分是肌炎特异性，而另一部分只是肌炎相关性，这些自身抗体分别被称为肌炎特异性抗体（myositis-specific autoantibody，MSA）和肌炎相关性抗体（myositis-associated autoantibody，MAA）。MAA 包括抗多种细胞核和细胞质抗原成分的自身抗体，其中最常见的是抗核抗体（ANA），它并不与某个肌炎亚型特别相关。MSA 直接钆对蛋白质合成途径中相关成分（如 tRNA 合成酶和信号识别颗粒）和某些核成分［如核旋酶（Mi-2 型）］，常与不同的临床表现和疾病亚型相关（如 tRNA 合成酶与间质性肺疾病相关，Mi-2 与 DM 相关）。

抗组氨酰 tRNA 合成酶抗体是最常见的 MSA，见于 16% ～ 20% 的肌炎患者中。抗其他类型氨酰 tRNA 如苏氨酰、丙氨酰、异亮氨酰、甘氨酰和天冬氨酰的抗体较为少见（1% ～ 3%）。抗 Mi-2 抗体与 DM 具有很强的相关性，特别是与 Gottron 疹、向阳疹、"V" 形征和披肩征等皮疹的出现相关。因其相互排斥性，通常一个患者只出现一种 MSA。MSA 在合并其他自身免疫性疾病的肌炎患者中更为常见，而在合并恶性肿瘤、肌营养不良和其他肌病的患者中十分罕见。有时这些抗体早在临床发病之前就已经存在。

MAA 如 PM-Scl 常见于典型的重叠综合征，包括特征性的硬皮病表现。这类疾病表现为轻微的肌肉病变、明显的关节炎及局限性皮肤受累，这类患者通常对治疗反应良好。部分肌炎患者也可能出现其他 MAA，如抗 RNP 抗体、抗 Ku 抗体及抗 PMS1 抗体。86% 的肌炎患者中发现一种可识别非特异性 56kD 的大核糖核蛋白的自身抗体，其抗体滴度随疾病活动变化，提示其对认识疾病发病机制和可能作为有用的临床标志物的重要性。部分 MSA 显示出较强的免疫遗传相关性，如抗 tRNA 合成酶抗体与 HLA-DQA1*0501 等位基因、抗 SRP 抗体与 DR5、抗 Mi-2 抗体与 DR7、抗 PM-Scl 抗体与 DR3 相关。自身免疫反应启动并维持的分子机制及这些自身抗体在肌炎发病机制中的确切作用目前均不清楚。因为这些自身抗体只出现在少部分肌炎患者中，而且它们并不直接针对肌肉组织的特异性抗原，而是针对那些广泛表达的细胞蛋白；这些细胞蛋白是细胞内特殊的靶抗原，并不容易接触到自身抗体，所以这些抗体很可能不是导致肌肉纤维损伤的主要致病因素，但可以作为良好的临床指标来帮助诊断和分类这些异质性疾病。

2. 细胞免疫反应

各种淋巴细胞亚群在不同类型 IIM 患者肌组织中的分布、定位明显不同，其主要浸润方式有两种，一种是 CD4+T 细胞、巨噬细胞和树突细胞分布于血管周围特别是肌束膜区域，其中主要是 CD8+T 细胞和巨噬细胞，亦可见 CD4+T 细胞和树突细胞。前者多见于伴有皮疹的 DM 患者，少数患者可无皮疹表现，而后者通常见于无皮疹的 PM 和 IBM 患者。有时以上两种炎细胞浸润方式可见于同一活检标本。两个不同区域中不同的炎性细胞浸润提示存在不同的发病机制：一个靶器官是血管，而另一个靶器官是肌纤维。其他器官也可见到明显的炎症反应。DM 患者的血管受累同时表现在皮肤和黏膜组织，临床上出现甲周及胃肠道病变。毛细血管明显增生、空泡形成及坏死导致缺血性改变而引起肌纤维的损伤。DM 的发病机制中早期事件之一是补体的激活，随后补体成分和膜攻击复合物在内皮细胞沉积，最终补体介导的损伤导致毛细血管的减少。毛细血管异常增厚和扩张，类似毛细血管后微静脉，这是毛细血管为促进淋巴细胞转运而发生的特征性改变，同时亦可见到新生毛细血管。毛细血管减少形成 DM 的一些特征性组织学表现：毛细血管坏死和减少、血管周围炎症和缺血（少见）及束周萎缩。尽管尚无报道直接比较青少年和成人 DM 的病理改变，但二者之间很可能大致相同，只是在儿童期所有基本的病理表现更加突出。尚不清楚何种因素最初激活补体，但由此引起补体介导的损伤在 DM 中非常明显。肌内膜的炎症聚集物包括大量 T 细胞（特别是 CD8$^+$T 细胞）、巨噬细胞和少量 NK 细胞，免疫电镜研究也证实了 T 细胞和巨噬细胞对非坏死肌纤维的浸润、替换及破坏，提示 CD8$^+$ 细胞毒 T 细胞（CTL）识别肌细胞表达的 MHC Ⅰ类分子并介导肌细胞损伤。局部浸润的 CTL 表达含颗粒的穿孔素，后者靶向性地针对目标肌纤维，提示肌纤维损伤部分是由穿孔素依赖性细胞毒作用所介导。有证据表明在 PM 和 IBM，CD8$^+$T 细胞在肌肉及外周循环中克隆性增生，且 T 细胞系表现出抗自身肌管的细胞毒性，提示 PM 和 IBM 的肌纤维损伤由 CTL 介导。CTL 可通过穿孔素 – 端粒酶 B 和 Fas–FasL 途径介导靶细胞损伤。肌炎患者骨骼肌细胞过表达抗凋亡分子如 Bcl-2、FLIP 和 ILP，提示穿孔素 – 端粒酶 B 介导的 CTL 杀伤作用可能在肌炎的肌纤维损伤和功能障碍中占主导地位。如上所述，两种不同的途径介导了肌肉损伤和炎症：一种通过 CTL 直接破坏肌纤维——主要见于 PM 和 IBM；另一种损伤血管——主要见于 DM。多项研究显示炎症反应的程度并非总与肌纤维破坏或临床表现的严重性相关，提示非免疫过程同样在疾病的发病机制中起作用。下列研究也支持非免疫机制的作用：第一，明显的肌纤维结构破坏发生时无任何炎细胞存在；第二，炎症程度与肌无力程度之间缺乏联系；第三，强力的抗感染治疗对部分肌炎患者无效；第四，类固醇激素治疗能够减少肌组织中的炎细胞，却并不能明显改善临床症状，提示免疫抑制治疗虽能减轻疾病活动性却不能改变病变的其他进程；第五，炎症减退的同时还有可能出现临床表现加重，也提示非免疫机制在肌炎发病中的作用。因此，免疫通路对肌肉损伤的确切作用目前尚不明确。

3.MHC I 类分子

正常骨骼肌细胞不表达 MHC I 类分子，但炎症促进因子如 INF-γ 或 TNF-α 可诱导其表达MHC I 类分子在非坏死肌纤维上早期、广泛表达是 IIM 特征之一，甚至可见于无淋巴细胞浸润的肌细胞上。MHC I 类分子通常表达于肌膜，部分肌纤维还可见于胞质。部分患者的 MHC I 类分子表达局限于少量肌束（通常是病变早期），而有些患者几乎所有肌纤维均可见到 MHC I 类分子染色阳性，特别是病变晚期和治疗效果不佳的病例。通过建立过表达同源 MHC I 类分子的条件性转基因小鼠模型可研究这些发现的生物学意义。MHC I 类分子在骨骼肌的过表达引起小鼠出现与人类肌炎相似的临床、生化、组织学及免疫学特征，为研究人类肌炎提供了近似的模型。小鼠肌炎为局限于骨骼肌的自我维持性炎症反应，雌性更严重，并多伴有 MSA 阳性。肌炎患者及小鼠模型的大量研究提示 MHC I 类分子不需要淋巴细胞参与就能介导肌细胞损伤和功能障碍。例如在患者中发现，肌纤维的 MHC I 类分子抗原产生早于炎细胞浸润。患者肌活检标本显示肌细胞表面和胞浆内质网均表达 MHC I 类分子，这表明部分 MHC I 类分子可被滞留于肌纤维的内质网中。没有炎细胞浸润，肌纤维仍能够持续高表达 MHC I 类分子。诱导小鼠模型表达 MHC I 类分子，能够在单个核细胞浸润之前引起肌无力表现。近来的研究显示，进行 MHC I 类分子质粒的体内基因转染后，肌细胞再生和分化减少。上述这些研究提示肌细胞内 MHC I 类分子的高表达和滞留，表明肌纤维损伤并不只是免疫攻击（如 CTL 和自身抗体），还可能有非免疫机制的参与，如内质网应激反应和缺氧。由于 MHC I 分子在内质网组装，而且在肌炎患者肌纤维的表达普遍上调，即使在没有明显的炎细胞浸润的情况下也是如此，所以内质网应激很可能与人类肌炎肌细胞损伤和功能障碍有关。内质网参与新合成蛋白的折叠、输出和加工。如果内质网中蛋白负荷与细胞处理此种负荷的能力之间失去平衡，一系列使细胞适应内质网应激的信号通路就被激活。多种病理生理条件能够引起这种内质网应激反应，如失血、高同型半胱氨酸血症、病毒感染、受损蛋白质折叠的突变及内质网内蛋白质的过量堆积。细胞可激发至少四种不同的功能性反应对抗内质网应激：①上调 NF-κB 通路（内质网超负荷反应）；②上调内质网伴侣蛋白如 Bip/GRP78 和 GRP94 的基因编码水平，以增加蛋白质折叠能力，防止蛋白质聚集；③减少翻译以减轻蛋白质合成负荷，避免未折叠蛋白质的进一步堆积（未折叠蛋白质反应）；④细胞死亡，见于内质网功能严重受损时。这种细胞死亡事件由 CHOP/GADD153（C/EBP 转录因子家族的成员之一）基因的转录激活和内质网相关的 caspase-12 所介导。

肌炎患者肌纤维的 MHC Ⅰ类分子过表达启动了一系列细胞自主变化而加剧肌纤维的病理改变。近来的研究表明，患者和小鼠肌炎模型中肌纤维过表达 MHC Ⅰ类分子可激活 NF-κB 和内质网应激反应通路。NF-κB 可在数分钟内被各种刺激所激活，包括炎症因子如 TNF-α 和 IL-1、T 细胞激活信号。患者中 NF-κB 的激活包括经典和非经典两条途径，前者由促炎症因子激活，后者由内质网应激反应激活。而且有证据表明肌炎患者中由 NF-κB 通路调节的下游靶基因（如 MHC Ⅰ类分子、ICAM、MCP-1）的表达明显上调。近来的研究指出 NF-κB p65 在患者活检标本和小鼠模型都被激活，提示这条通路可能与肌纤维损伤直接相关。NF-κB 是肌炎可能的一个治疗靶点，NF-κB 通路抑制剂的使用可显著降低多种自身免疫性疾病的病理改变，包括糖尿病、多发性硬化、炎性肠病和类风湿关节炎，提示这条通路在自身免疫病理机制的效应阶段起到关键作用。因此，肌纤维 MHC Ⅰ类分子表达可能在肌纤维损伤的免疫和非免疫机制之间建立了联系。

4. 细胞因子和缺氧

在肌肉组织中的炎性细胞、内皮细胞和肌纤维本身所产生的大量效应分子在肌炎的发病机制中也起一定的作用。大多数研究数据涉及细胞因子，也有一些涉及炎症趋化因子。IIM 患者肌组织中细胞因子大多为促炎性因子：IL-1α、IL-1β、TNF-α 及 INF-α。近来发现 HMGB1

（DNA-binding high mobility group box 1）以胞外或核外的形式存在于 PM 和 DM 患者的肌组织中。细胞因子如 TNF-α 除了上调 MHC Ⅰ类和Ⅱ类分子在肌纤维的表达，还直接影响肌纤维的功能。虽然各种细胞因子和炎症趋化因子在肌炎中的重要作用仍不清楚，但这些分子为疾病治疗提供了潜在的靶点。

微血管受累首先发现于 DM，也见于 PM，二者的内皮细胞都显示黏附分子和促炎因子如 IL-1α 的表达增加。毛细血管减少和局部的炎症导致组织缺氧可诱发这种表现。肌组织缺氧可引起临床症状和肌无力表现，提示肌组织缺氧与肌炎的发病机制有关。锻炼改善临床表现也支持缺氧假说，但尚未建立确切的因果联系。工作负荷前后进行磁共振光谱分析，结果显示与正常个体相比较，患者肌肉中对收缩功能非常重要的能量底物水平下降，如三磷腺苷和磷酸肌酸（ATP），这一发现支持慢性炎性肌病存在获得性能量代谢紊乱并因此影响受损肌肉功能的假说。

综上所述，现有的研究提示免疫机制（细胞免疫和体液免疫）和非免疫机制（内质网应激和缺氧）均与肌炎患者肌纤维损伤和功能障碍有关。骨骼肌组织的内质网应激、缺氧及 NF-κB 通路被显著激活，促炎 NF-κB 通路联合免疫和非免疫机制共同造成肌肉损伤。不同机制各自具体的作用目前尚不清楚。使用特异性的药物分别或联合阻断这些通路将可能有助于明确其作用，并为有效治疗提供潜在的药物。

第三章

炎性肌病的诊断与鉴别诊断

第一节　诊断要点

一、临床表现

1. 早期症状

多数为隐匿、慢性起病，少数呈急性或亚急性起病。部分病例发病前有前驱症状，如不规则发热、Raynaud 现象、倦怠、乏力、头痛和关节痛等。儿童患者发病前常有上呼吸道感染史。临床表现分为皮肤损害、肌肉症状及全身症状三部分。半数以上患者皮损先于肌肉症状数周至数年发生，25% 左右患者两者同时发生，15% 患者先有肌病，7% 患者仅有皮损而无肌肉症状。

2. 皮肤表现

皮肌炎患者具有特征性的皮肤表现。

3 种典型皮疹：①眶周紫红色水肿斑，它是 DM 的特异性体征。累及上下眼睑和眶周，红斑外周有一色淡的圈，形态类似"熊猫眼"。少数患者仅是眶上和额头红斑，称为"向阳性皮疹"。其发生率为 60%～80%。②颈胸充血性斑疹。表现为从双耳根向下到颈前乳头水平线以上呈"V"字形的皮肤毛细血管充血发红，酷似"醉酒貌"，有时可延及上臂伸面。这一体征较多见于恶性肿瘤相关性 DM。③Gottron's 征。指关节（掌指关节和指间关节）伸面、肘、膝、踝等骨隆突处对称性散在扁平的鲜红或紫红色、糠状鳞屑性丘疹称 Gottron's 征，丘疹以后萎缩，出现毛细血管扩张和色素减退。这也是 DM 的特征性皮疹，其发生率约 80%。

不典型皮疹：①"技工手"：即手掌和手指纹表现为污黑的肮脏状，还可出现足跟部及手指其他部位的皮肤表皮的增厚、粗糙、皲裂和过度角化，可伴甲根红斑、溃疡，类似长期用手工操作的劳动手，故名。这种皮疹通常与抗合成酶自身抗体相关，见于"抗合成酶抗体综合征"，PM 和 DM 患者均可见到。②恶性红斑：表现为头面和颈胸有火焰状红斑和毛细血管扩张，呈倒"V"字分布，颊黏膜和舌端也可有红斑。可伴有脱发和脱毛，多提示为恶性肿瘤相关性 DM。③其他少见表现：有皮肤钙化、血管炎（急性儿童型）、荨麻疹样疹、多形红斑样疹、网状青斑、皮肤硬肿、皮肤局灶溃疡、颊和咽部黏膜变薄并有浅溃疡等。钙质沉着（可以很严重）主要见于青少年 DM，也偶见于成年患者。钙质沉积多见于摩擦或创伤部位，如肘部或膝部，但有时可能在短期内出现大面积钙质沉着，而导致局部溃疡和窦道，钙化物质由此流出，也可继发感染。一般钙质沉着主要见于皮下组织，亦可见于皮肤、筋膜或肌肉，X 线、CT 或 MRI 有助于诊断。雷诺现象可见于 20%～30% 的患者，往往是患者的首发症状。

3. 肌肉症状

肌肉症状可与皮损同时出现，也可早于或晚于皮疹发生。常累及横纹肌，但心肌和平滑肌也可受累。

（1）肌无力 最常侵犯的横纹肌肌群为肩胛带肌、四肢近端肌群、颈部肌群及咽喉部肌群，一般多对称，先累及四肢近端肌肉，以后再累及其他肌肉。当肩胛带受累时，可出现抬臂困难，不能梳头和穿衣；骨盆带肌群受累的标志是内收肌群无力，可表现为上下台阶困难，蹲下后不能自行站立或从座椅上站起困难，步态蹒跚，行走困难；颈后浅深肌肉受累较晚，可有抬头无力；颈深肌群受累时，食管上端横纹肌运动不协调，表现为吞咽困难，进食呛咳，发声不清楚；呼吸肌无力可造成胸闷、呼吸困难，严重者需用呼吸机辅助呼吸。皮肌炎面部肌肉极少受累，这是与重症肌无力的临床鉴别点之一。但"类似重症肌无力肌炎"可有眼轮匝肌无力。此外，肩带肌群的斜方肌、冈上肌也有肌无力。上肢肌群是较早受累的部位，如三角肌、肱二头肌等。下肢肌群特别是股四头肌、股后肌可受累。

（2）肌痛 急性期由于肌肉炎症、变性而引起肌无力、肿胀、受累肌肉自发痛和压痛。肌疼痛持续存在往往提示有肌纤维细胞炎性破坏，肌细胞内容物溢出，肌酶升高。肌痛性质为刺痛、灼痛、胀痛、酸痛、钝痛、刀割痛、撕裂痛等，一般为非传导性或非游走性，疼痛于休息后减轻。疼痛部位就是肌肉炎症部位，糖皮质激素和非甾体抗炎药能够止痛。在 PM/DM 早期，肌肉疼痛在部分患者可能不甚严重，但是在疾病进展期，肌无力和肌痛的程度是平行的。

（3）肌萎缩　肌萎缩不是早期的临床表现，然而有10%的患者是因肌萎缩来就诊的。轻度肌萎缩仅在站立位时肢体略显消瘦，肌肉变软。中度者有肌肉轮廓消失，肌张力下降。重度者双侧肢体均变细，肌肉呈柔韧感。最早累及的是肱二头肌、腕和手指屈肌。通过肌肉的超声波扫描可定量检查肌萎缩。在PM/DM晚期，患者可有严重肌萎缩伴肌无力，肌疼痛反而减轻。"急性横纹肌溶解症"是严重并发症之一，会产生剧烈的肌肉疼痛，同时可伴有肌红蛋白尿和急性肾功能衰竭。

4. 其他系统受累

随着病情的发展，其他系统如消化系统、呼吸系统、心血管系统、泌尿系统等逐渐受累，出现严重内脏并发症，为本病的主要死亡原因。

（1）关节　约15%的患者有关节痛和非侵蚀性关节炎，通常对称，常波及手指关节，因关节邻近肌肉挛缩、纤维化而致关节畸形、运动受阻，关节肿胀可类似类风湿关节炎。关节病变易继发感染。晚期患者关节僵直有多种原因，包括骨质疏松、肌萎缩无力、纤维粘连、失用性挛缩等。

（2）呼吸系统　活动时呼吸困难是一个非特异性但较严重的症状。当伴有咳痰无力时，易发生坠积性肺炎，因吞咽障碍易发生吸入性肺炎。肺部病变十分常见，20%～65%患者有肺间质病变，胸膜炎、间质性肺炎，加之皮肌炎患者应用激素、免疫抑制剂等因素，易发生肺条件致病菌感染及结核菌感染。肺小血管内膜和中膜炎性改变导致肺动脉高压。晚期肺泡破裂会形成肺大泡或肺气肿，此时进行肺功能检查除有弥散障碍外，还有通气障碍。"肌炎危象"这一提法指的是呼吸肌无力、肺感染、持续高热同时存在。同时，肺间质病变被视为PM和DM抗合成酶综合征的主要症状。

（3）消化系统　儿童患者易发生血管病变、消化道溃疡、出血甚至穿孔。10%～30%患者有吞咽困难、食物反流、腹痛、腹泻、便秘。吞咽障碍是由于吞咽阻力增加，完成吞咽动作的横纹肌无力，涉及位于颈肌深层的舌骨上下肌群、喉肌群和舌肌。吞咽障碍造成患者进食量减少和食物呛入肺内。一般平滑肌不受累，但胃排空时间延长，肠胀气、肠蠕动减慢并不少见。有报道"伴局限硬化的多发性肌炎"可伴有平滑肌无力。

（4）心血管系统　出现心脏症状者很少。最常见的是心律失常，如心悸、心律不齐，晚期可出现充血性心力衰竭，但致病性的心律失常和心力衰竭很少见。小血管炎表现为雷诺现象。甲皱毛细血管扩张，视网膜小血管有渗出。心脏受累可见心电图异常，其中 ST 段和 T 波异常最为常见，还可有传导阻滞、期前收缩等。超声心动图异常以二尖瓣脱垂较多见，心包积液少见。CK–MB 升高多为比例性升高，如果 CK–MB 超过 CK 总量的3%，则提示合并心肌炎。

（5）泌尿系统　20% 左右患者有不同程度肾脏受累，部分为肌红蛋白大量产生造成的急性肾小管坏死伴肾衰竭，偶见肾绞痛、肾结石。慢性的血肌球蛋白升高也会造成尿肌球蛋白升高。患者常有逼尿肌无力、尿潴留、泌尿系统感染。

（6）神经系统　是否可累及颅内血管尚无定论。"神经肌炎（neuromyositis）"是指 PM/DM 伴周围神经损伤，患者有神经性疼痛、感觉障碍、腱反射减弱、肌电图为混合性损伤。肌肉活检有节段分布的炎性肌损伤和神经性肌萎缩。

（7）肿瘤　成人患者约 20% 可并发恶性肿瘤，以乳腺癌、胃癌、肠癌和鼻咽癌常见。以 50 岁以上患者多见。DM 伴发肿瘤多于 PM。肌炎症状于肿瘤切除后可改善，但也有缓解多年后再次复发的可能。

（8）其他　性欲下降见于 60% 的患者。雄性激素有利于刺激肌肉蛋白质的合成，雌激素可以加重病情。服用糖皮质激素可造成继发性糖尿病、低血钙肌痉挛。长期服用还会造成"类固醇肌病"，使得治疗性损伤与原发病鉴别困难。免疫性溶血性贫血少见。骨髓检查常报告为感染性骨髓象。

5. 无肌病性皮肌炎

临床无肌病性皮肌炎（amyopathic dermatomyositis）是 DM 的一种亚型。这类患者有典型的 DM 皮疹而缺少肌肉受累的表现。无肌病性皮肌炎的定义是六个月或更长时间内无肌炎的临床和实验室表现，而皮肤活检表现与 DM 相同。部分患者在进行 MRI 或活检时可见有亚临床的肌炎表现，也有部分患者以后会发展成典型肌炎。无明显肌炎表现的患者可能出现肌肉外组织或器官的受累，如肺间质病变，而且可能很严重。与典型的 DM 一样，无肌病性皮肌炎也可能与恶性肿瘤相关。本病的发病率尚不清楚，但近来有研究提示这种类型的皮肌炎较此前认为的更常见。

6. 抗合成酶抗体综合征

与炎性肌病相关的抗体中有一类抗合成酶抗体，此类抗体阳性的患者具有一组特殊的症候群，即肌炎、肺间质病变、对称性多关节炎、急性发热、技工手、雷诺现象，称为抗合成酶抗体综合征，此类患者很少合并恶性肿瘤，对治疗反应较好，但病情容易复发。

7. 重叠综合征

约 20% 的 PM/DM 患者可伴发其他结缔组织病，如系统性红斑狼疮、系统性硬化症、干燥综合征、类风湿关节炎、血管炎等，且符合各自诊断标准，称为重叠综合征。

8. 幼年型 PM/DM

幼年型 PM/DM 占全部患者的 17% ～ 20%。男女之比为 1 : 2。DM 在 2 岁以下少见，PM 在 10 岁以下少见。DM 在 2 ～ 10 岁为高发。与成人相比，幼年型 PM/DM 的肌肉病理和临床特点有非常相似的地方，也有其特点。①幼年型 DM：皮损以 Gottron 皮疹多见，肌肉萎缩明显。可见并发心肌炎、消化道溃疡、出血。肾受累少见。慢性患儿的预后良好。与成人型不同的是，幼年型 DM 软组织钙化多见，患儿肌肉僵硬、关节挛缩，在皮下、肌肉、肌腱可有钙化，占 20% ～ 60%。部分学者认为幼年型 DM 是"儿童系统性血管炎的肌肉血管炎型"，又称"儿童皮肌炎"。病理显示肌肉束膜间血管炎性栓塞，肌纤维缺血性坏死，皮肤小动脉栓塞出血，毛细血管网减少。②幼年型 PM：肌肉症状较成人严重，多伴有不规则发热。肌肉无力不能行走者常见，伴倦怠无力，厌食少语。肌肉疼痛拒按，可见局部水肿。肌肉炎性坏死导致肌红蛋白尿、骨小管坏死、急性肾功能衰竭。视网膜也会有渗出和出血。

9. 包涵体肌炎

包涵体肌炎（inclusion body myositis，IBM）在临床表现和组织病理学特点上均与 PM 和 DM 不同。散发性 IBM（sporadic IBM，s–IBM）本质上不同于家族遗传性 IBM，但两者有一些共同的临床和组织学特征。20 世纪 60 年代开始，IBM 被认为是炎性肌病的一个亚型，但不同于 PM，其典型的组织病理学特点是胞浆和核内出现包涵体和镶边空泡。临床上表现为隐匿起病的肌无力，可持续数月或数年，多累及大腿肌群和手指屈肌，糖皮质激素治疗效果不佳。IBM 患者常有频繁跌倒的病史。s–IBM 可能会被误诊为 PM，因其典型的组织病理学表现（镶边空泡和包涵体）在早期肌活检标本中并不明显。缓慢进展的病程、大腿和前臂严重的肌萎缩、免疫抑制剂治疗效果不佳均提示 IBM 的可能性，必要时可考虑进行第二次肌活检。

与 PM 和 DM 相反，IBM 多见于男性，特别是 50 岁以上的老年人，且起病更为隐匿。IBM 很少出现疼痛，最常见的始发症状是上楼或爬山困难，膝关节伸肌无力可导致经常跌倒，继续加重甚至跨越门槛亦感觉无力。吞咽困难也是早期表现之一，提示咽部肌肉受累。病程缓慢进展可导致明显的肌萎缩，特别是大腿和前臂肌肉；严重无力的患者甚至需要轮椅。肌肉以外器官受累少见，部分患者出现干燥症状并可能最终发展为继发性干燥综合征。也有个案报道 IBM 患者可伴发其他慢性炎性疾病，如系统性红斑狼疮、系统性硬化和间质性肺炎。IBM 患者很少出现自身抗体。

IBM 通常对糖皮质激素及其他免疫抑制剂反应不佳，由此亦有人质疑 IBM 是自身免疫性疾病还是肌肉退行性疾病，而肌纤维内淀粉样蛋白的异常堆积则支持后者的可能性。这个问题目前仍在讨论且有全世界多个机构在继续研究。

二、实验室检查

患者可有轻度贫血、白细胞增多。约 50% 的 PM 患者血沉、C 反应蛋白正常，只有 20% 的 PM 患者活动期血沉 >50mm/h。因此，血沉和 C 反应蛋白的水平与 PM/DM 疾病的活动程度并不平行。少数患者有嗜酸性粒细胞增高。血清 IgG、IgA、IgM、免疫复合物及 α_2、γ 球蛋白可增高，补体 C_3、C_4 可减少。急性肌炎患者血中肌红蛋白含量增加，使尿中排量增加。当有急性广泛性肌肉损害时，患者可出现肌红蛋白尿，还可出现血尿、蛋白尿、管型尿，提示有肾脏损害。血清肌红蛋白含量的高低可估测疾病的急性活动度，加重时增高，缓解时下降。重要的辅助检查有以下几种。

1. 血清肌酶

血清肌酶升高包括肌酸磷酸激酶（CK）、乳酸脱氢酶（LDH）、谷草转氨酶（GOT）和醛缩酶（ALD）显著增高。95% 以上皮肌炎、多发性肌炎患者的肌酶增高。但也发现有 CK 不升高的 DM，易并发恶性肿瘤或有严重的间质性肺部疾病，故认为 CK 不升高的 DM 预后差。当临床上高度怀疑 DM 时，尽管 CK 水平正常，也应密切随访，密切注意恶性肿瘤和间质性肺部病变的发生。HBDH 是近年来新开展的血清酶检查项目，其特点与 LDH 相似，在 DM 活动期患者 HBDH 升高者可高达 90% 以上。

2. 尿肌酸

肌炎时 24 小时尿肌酸排泄量增高，大于 100 ～ 200mg/d，伴肌酐排泄量减少，具有一定的敏感性，但各种原因引起的肌萎缩均可使尿肌酸增高。临床上以肌酸 /（肌酸 + 肌酐）<6% 为正常。

3. 自身抗体

肌炎特异性抗体（myositis-specific autoantibodies，MSAs）主要包括抗 Mi-2 抗体、抗信号识别颗粒（signal recognition particle，SRP）抗体和抗氨基酰 tRNA 合成酶（aminoacyl-tRNA synthetase，ARS）抗体等。这些抗体可以帮助临床医生将肌炎患者进一步区分为更加精细的亚型，从而指导治疗及预后评估。

抗 ARS 抗体主要包括抗组氨酸（Jo-1）抗体、抗苏氨酸（PL-7）抗体、抗丙氨酸（PL-12）抗体、抗甘氨酸（EJ）抗体、抗异亮氨酸（OJ）抗体和抗天冬氨酸（KS）抗体等。其中，抗 Jo-1 抗体阳性率最高。ILD 在抗 Jo-1 抗体阳性患者中发生率高，为患者主要死因。由于这些抗体间无交叉反应，一个患者中只出现一种抗体，一般难以成为常规检测方法。抗Jo-1、抗PL-7、抗PL-12等抗合成酶抗体阳性患者的临床特征为发热、间质性肺炎、雷诺现象、关节炎、激素减量即活动、DM典型皮疹少见等。

目前抗Mi-2抗体在非肌炎个体的血清中没有发现，被认为是DM特异性血清学标志物。抗Mi-2抗体阳性的DM患者临床上常见一些特异性皮损如向阳疹、技工手、Gottron疹、披肩征和关节伸面皮疹及皮肤增厚，也与关节痛、关节炎、雷诺现象有关。该抗体阳性患者被证实肌肉受累症状较轻，接受治疗后肌肉功能可获恢复，预后良好。国外一项队列研究表明，该抗体与披肩征和CK升高有关，且有可能是合并肿瘤和ILD的保护性抗体。

抗SRP抗体是免疫介导性坏死性肌炎（IMNM）中出现频率最高的抗体，IMNM组织病理学可出现肌纤维的坏死，少见炎性细胞的浸润，发病进展较快，多提示预后不良。国外学者发现该抗体与肌无力、呼吸功能不全、肌肉萎缩和高CK水平正相关，与关节炎和雷诺现象呈负相关。该抗体阳性患者对激素治疗及免疫抑制剂应答率低，需要生物制剂或静脉滴注免疫球蛋白补充治疗，其滴度与肌肉功能的恢复和肌无力的改善都密切相关，可作为治疗监测的指标。

部分患者也可出现URNP、抗SSA、抗SSB阳性，但一般不会出现SLE和SSc的标记抗体。CADM-140抗体可能为临床无肌病性皮肌炎（C-ADM）的新标记物，且和迅速进展的肺间质病变有联系。

三、影像学检查

超声、CT和MRI是检查骨骼肌常用的三种方法。由于MRI能够有效地定性和定量炎症、脂肪浸润、钙化、肌肉重建及定位特定肌群的病变，MRI已经成为首选的软组织、肌肉检测手段。MRI检查能够指导肌活检，也可能用于长期治疗的疗效评估和临床试验，但对病变的敏感性尚未确定。

超声检查可探测异常血管生成，彩色多普勒还可检测血流量。超声的优点是安全、无创、易于携带且相对便宜。主要缺点是深部的肌肉较难成像，且结果判断比 MRI 主观，很大程度上依靠检查者的经验。故超声检查在那些医师执行检查并有统一标准的国家中更为常用。

CT 主要用于明确软组织钙化（如 JDM）但不能检测肌组织的炎性改变。断层 CT 图像可对深部的肌萎缩和脂肪替代进行定量检测以补充超声检查的不足。

X 线和肺高分辨率 CT 是检测肺部受累的重要方法。由于肌炎患者合并肺间质病变的患病率较高，在肌炎诊断时即应考虑进行肺部检查。相比而言，传统的 X 线相对敏感性较差。这些检查对评估免疫抑制治疗效果也很重要。

四、其他检查

1. 肌电图

PM/DM 患者肌电图检查常为肌源性损害，表现为典型的三联征改变：

（1）时限短、小型的多相运动电位　轻度用力收缩所记录到的运动单位动作电位，呈低波幅、小面积和短时限的表现，这可能与 PM 患者的肌纤维减少有关。

（2）纤颤电位，正弦波　多数肌病患者静止状态下的肌肉没有电位产生，但在急性进展期或活动期，可见到自发电位，包括纤颤电位或正相电位，经过激素治疗后这种自发电位常消失。

（3）插入性激惹和异常的高频放电　这可能为肌纤维膜的弥漫性损害所致。但不是所有的患者均可见到典型的三联征表现，有报道只有约 40% 的患者可检测到典型的三联征，另有 10% ～ 15% 的患者肌电图可无明显异常，少数患者即使有广泛的肌无力，而肌电图检查也只提示有脊柱旁肌肉的异常。

另外，晚期患者可出现神经源性损害的表现，呈神经源性和肌源性混合相现。因此，肌电图对 PM/DM 的诊断无特异性，其意义在于强调有活动性肌病的存在。

2. 组织活检病理

肌活检病理是 PM ／ DM 诊断和鉴别诊断的重要依据。

（1）PM 的病理学特点　在实际操作中，PM 肌活检标本的普通 HE 染色常表现为大小不一、变性、坏死和再生，以及炎性细胞的浸润。这种表现并不具有特异性，可见于各种原因引起的肌肉病变，不能用之将 PM 与其他肌病相鉴别，因此必须做进一步的免疫组化分析。典型的 PM 患者肌肉标本的免疫组化检测可见到肌细胞表达 MHC-I 分子明显上调；而浸润的炎性细胞主要为 CD8$^+$T 淋巴细胞，呈多灶状分布在正常的肌纤维周围及肌纤维内。有学者将 PM 的这种免疫病理学改变称为 "CD8$^+$T/MHC-I 复合物" 损伤，是 PM 较特征性的表现，也是诊断 PM 最基本的病理标准。因为可以用它区分药物性、代谢性等非 IIM 肌病，这些非 IIM 肌病主要表现为吞噬细胞而非 CD8$^+$T 细胞的浸润，且肌细胞不表达 MHC-I 分子。

（2）DM 的病理学特点　DM 患者受累的皮肤可出现非特异的液化变性或空泡变性，基膜增厚且 PAS 染色阳性，尚有轻度的黏蛋白沉积和弥漫性炎症改变。此外，如再出现表皮的增生，棘层增厚或乳头瘤样增殖，则为 Gottron 斑丘疹的病理特征。DM 患者肌肉病理表现的特点是：炎症分布位于血管周围或在束间隔及其周围，而不在肌束内。浸润的炎性细胞以 B 细胞和 CD4$^+$T 细胞为主，与 PM 有明显的不同。肌纤维表达 MHC-I 分子也明显上调。肌内血管表现为内皮细胞增生，纤维蛋白血栓和毛细血管闭塞导致其密度减低和剩余的毛细血管扩张。肌纤维损伤和坏死通常涉及部分肌束或束周而导致束周萎缩，肌束周围 2 ～ 10 层的萎缩性肌纤维是 DM 的特征性表现。因此可以将 DM 的特征性免疫病理表现总结为 "MHC-I /B 细胞 /CD4$^+$T 细胞 / 束周萎缩" 样损伤，这是诊断 DM 应具备的基本病理条件。

3. 肺功能

肺功能检查是客观评价呼吸系统受累的重要方法，与胸部 X 线片结合用以估计疾病严重性和治疗反应。典型表现为限制性通气障碍，包括肺总量、功能残气量、残气量、1秒用力呼气量及用力肺活量均减少，FEV 1/ FVC比值正常或升高，一氧化碳弥散下降。

第二节 诊断标准

1975年Bohan和Peters提出5条诊断标准：①四肢近端肌肉对称性无力；②肌肉活检符合肌炎组织病理学改变；③血清肌酶升高，尤以CK和醛缩酶升高最有意义，其次为LDH升高；④有特征性的肌电图改变：肌源性损害——短的多相运动单位和纤颤，以及异常的高频反复放电；⑤有特征性的皮损，即Heliotrope疹和Gottron征。当临床上符合上述3个或4个条件（有皮损）时即可确诊为DM；当符合4个条件（无皮损）时可确诊为PM；当符合2个条件（有皮损）时诊断DM的可能性很大；当符合3个条件（无皮损）时诊断PM的可能性很大；当符合1个条件（有皮损）时即有可能诊断为DM；当符合2个条件（无皮损）时有可能诊断为PM。

Tamimoto等（1995年）提出诊断DM时还应增加下列诊断标准：①肌痛；②抗Jo-1抗体阳性；③非破坏性关节炎或关节痛；④全身出现炎症性体征（发热、血沉增快等）。根据临床特点可分为6型：皮肌炎、多发性肌炎（polymyositis）、伴发恶性肿瘤的皮肌炎、儿童皮肌炎、与其他结缔组织病重叠的皮肌炎、无肌病性皮肌炎（amyopathic dermatomyositis）。

2004年，以欧洲神经肌肉疾病中心（ENMC）为首的多个单位组成的国际肌病协作组提出了一种特发性炎性肌病（idiopathic inflammatory myopathies，IIM）的分类标准，列表如下（表3-1）。

表 3-1　2004 年国际肌病协作组建议的 IIM 分类标准

临床表现及检查项目	分类标准
1. 临床标准 包含标准： A. 常 >18 岁发病，非特异性肌炎及 DM 可在儿童期发作 B. 亚急性或隐匿性发作 C. 肌无力：对称性近端>远端，颈屈肌>颈伸肌 D.DM 典型的皮疹：眶周水肿性紫色皮疹；Gottron 征，颈部 V 形征，披肩征 排除标准： A.IBM 的临床表现：非对称性肌无力，腕／手屈肌与三角肌同样无力或更差，伸膝和（或）踝背屈与屈髋同样无力或更差 B. 眼肌无力，特发性发音困难，颈伸>颈屈无力 C. 药物中毒性肌病，内分泌疾病（甲状腺功能亢进症、甲状旁腺功能亢进症、甲状腺功能低下），淀粉样变，家族性肌营养不良病或近端运动神经病 2. 血清 CK 水平升高 3. 其他实验室标准 A. 肌电图检查 包含标准：(Ⅰ) 纤颤电位的插入性和自发性活动增加，正相波或复合的重复放电；(Ⅱ) 形态测定分析显示存在短时限、小幅多相性运动 排除标准：(Ⅰ) 肌强直性放电提示近端肌强直性营养不良或其他传导通道性病变；(Ⅱ) 形态分析显示为长时限、大幅多相性单位动作电位（MUAPs）；(Ⅲ) 用力收缩所募集的 MUAP 类型减少 B. 磁共振成像（MRI） STIR 显示肌组织内弥漫或片状信号增强（水肿） C. 肌炎特异性抗体	多发性肌炎（PM） 确诊 PM： 1. 符合所有临床标准，除外皮疹 2. 血清 CK 升高 3. 肌活检包括 A，除外 C、D、H、I 拟诊 PM（probable PM）： 1. 符合所有临床标准，除外皮疹 2. 血清 CK 升高 3. 其他实验室标准中的 1/3 条 4. 肌活检标准包括 8，除外 C、D、H、I 皮肌炎（DM） 确诊 DM： 1. 符合所有临床标准 2. 肌活检包括 C 拟诊 DM： 1. 符合所有临床标准 2. 肌活检标准包括 D 或 E，或 CK 升高，或其他实验室指标的 1/3 条 无肌病性皮肌炎 1.DM 典型的皮疹：眶周皮疹或水肿，Gottron 征，V 形征，披肩征 2. 皮肤活检证明毛细血管密度降低，沿真皮 - 表皮交界处 MAC 沉积，MAC 周伴大量角化细胞 3. 没有客观的肌无力 4.CK 正常 5.EMG 正常 6. 如果做肌活检，无典型的 DM 表现 可疑无皮炎性皮肌炎（possible DM sine dermatitis）： 1. 符合所有临床标准，除外皮疹 2. 血清 CK 升高 3. 其他实验室指标的 1/3 条 4. 肌活检标准中符合 C 或 D

临床表现及检查项目	分类标准
4.肌活检标准 A.炎性细胞（T细胞）包绕和浸润至非坏死肌内膜 B.CD8⁺T细胞包绕非坏死肌内膜但浸润至非坏死肌内膜不确定，或明显的MHC–I分子表达 C.束周萎缩 D.小血管膜攻击复合物（MAC）沉积，或毛细血管密度降低，或光镜见内皮细胞中有管状包涵体，或束周纤维MHC–I表达 E.血管周围，肌束膜有炎性细胞浸润 F.肌内膜散在的CD8⁺T细胞浸润，但是否包绕或浸润至肌纤维不肯定 G.大量的肌纤维坏死为突出表现，炎性细胞不明显或只有少量散布在血管周围，肌束膜浸润不明显 H.MAC沉积于小血管或EM见烟斗柄状毛细管，但内皮细胞中是否有管状包涵体不确定 I.可能是IBM表现：镶边空泡、碎片性红纤维，细胞色素过氧化物酶染色阴性 J.MAC沉积于非坏死肌纤维内膜，及其他提示免疫病理有关的肌营养不良	非特异性肌炎： 1.符合所有临床标准，除外皮疹 2.血清CK升高 3.其他实验室指标的1/3条 4.肌活检包括E或F，并除外所有其他表现 免疫介导的坏死性肌病： 1.符合所有临床标准，除外皮疹 2.血清CK升高 3.其他实验室指标的1/3条 4.肌活检标准包括G，除外所有其他表现

第三节　鉴别诊断

1. 系统性红斑狼疮

系统性红斑狼疮皮损以颧颊部水肿性蝶形红斑，指（趾）节伸面暗红斑和甲周以及末节指（趾）屈面红斑为特征性；与皮肌炎以眶周为中心的水肿性紫红斑、指（趾）间关节和掌（跖）指（趾）关节伸面紫红斑以及甲根皱襞的僵直毛细血管扩张红斑有所区别。系统性红斑狼疮多系统病变中主要累及肾，而皮肌炎以肢体近端肌肉累及为主，声音嘶哑和吞噬困难亦较常见。此外，血清肌酶和尿肌酸排出量在皮肌炎患者有明显增高，需要时肌电图和肌肉活组织检查可资鉴别。

2. 系统性硬皮病

皮肌炎的后期病变如皮肤硬化，皮下脂肪组织中钙质沉着，组织学上也可见结缔组织肿胀、硬化及皮肤附件萎缩等；系统性硬皮病病变初期有雷诺现象，颜面和四肢末端肿胀、硬化以后萎缩为其特征。肌肉病变方面，皮肌炎在初期病变即已显著，为实质性肌炎，而在系统性硬皮病中肌肉病变通常在晚期出现，且为间质性肌炎，可作鉴别。

3. 风湿性多肌痛（polymyalgia rheumatics）

风湿性多肌痛通常发生在 40 岁以上，上肢近端发生弥漫性疼痛较下肢为多，伴随全身乏力，患者不能道出疼痛来自肌肉还是关节，肌肉无力，由于失用可有轻度消瘦，血清 CK 值正常，肌电图正常或轻度肌病性变化。

4. 嗜酸性肌炎（easinaphilic myositis）

嗜酸性肌炎是以皮肤、肌肉的嗜酸性细胞浸润为主要特征的多系统炎性疾患。其特征为亚急性发作肌痛和近端肌群无力，血清肌浆酶可增高，肌电图示肌病变化，肌肉活检示肌炎伴嗜酸性细胞炎性浸润，有时呈局灶性变化，为嗜酸性细胞增多综合征病谱中的一个亚型。

5. 运动创伤性肌病

急性的高强度的运动锻炼可引起肌肉损伤，临床上表现为急性发作的肌痛、肌无力和血清 CK 升高，肌活检病理可见到肌纤维的变性、坏死，以及炎性细胞浸润，但免疫组织化学检查无 PM 特征性的免疫病理改变。因此详细的病史调查及肌肉免疫组化病理检查是鉴别运动创伤性肌病与 PM 的重要依据。

6. 其他疾病

炎性肌病还需与以下其他类疾病相鉴别。

（1）结缔组织病　血管炎、纤维肌痛症。

（2）神经肌肉疾病　遗传性肌萎缩、脊髓性肌萎缩、神经性病变、重症肌无力、Eaton-Lamhert 综合征、侧索硬化、家族性周期性瘫痪。

（3）内分泌疾病和电解质紊乱　低钾血症、高钙或低钙血症、低镁血症、甲状腺功能亢进症或低下症、库欣病、艾迪生病。

（4）代谢性肌病　线粒体病、嘌呤代谢紊乱病、脂质代谢紊乱、碳水化合物代谢紊乱。

（5）中毒性肌病　乙醇、氯喹（羟基氯喹）、可卡因、秋水仙碱、肾上腺皮质激素、D-青霉胺、降脂药中毒性肌病。

（6）感染　病毒（流感、EB、HIV、柯萨奇）、细菌（金黄色葡萄球菌、链球菌、梭状芽孢杆菌）、原虫（弓形体、旋毛虫、血吸虫、囊尾蚴）感染。

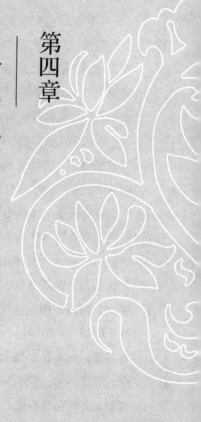

第四章

炎性肌病的中医治疗

第一节　辨证要点

一、分清标本，细察病位

本病病位主要在肌肉，但在病情变化过程中可累及不同的部位。如病位在肌肉，则多表现为肌肉痿软不用或酸痛不舒；若病位在皮肤，则多表现为颜面、躯干及指端红疹或紫癜等；若病位在关节，则多表现为关节疼痛或关节局部有灼热感；若病位在肺，则多表现为咳嗽、痰黄稠或干咳无痰，胸闷气急；若病位在心包，则多表现为神昏谵语，烦躁不安等。

本病以正气虚弱、气阴不足、五脏虚损为本。早期与脾（胃）、肺等脏腑关系密切，但随着病情的进展，还会逐渐累及心（心包）、肝、肾等脏。然五脏之中，脾之虚损最为关键。

若临床症见情绪急躁，心烦易怒，时有胸闷腹胀，大便时干时稀，喜叹气，或头痛目赤，怕热，动则汗出，苔薄，脉弦，提示为肝旺脾虚；若症见四肢乏力，身体困重，神疲欲寐，少气懒言，声低语怯，时有自汗，食少脘闷，渴不欲饮，大便溏烂不爽，舌淡边有齿印，苔白腻，脉细滑，提示为脾虚湿困；若见形体偏瘦，时有五心烦热，头晕目糊，面部烘热，口干咽燥，耳鸣健忘，失眠多梦，时时盗汗，经乱经少，舌红少苔或中剥有裂纹，脉细数，提示为肝肾阴虚；若症见神疲欲睡，面色㿠白，形寒肢冷，腰酸膝软，颜面、肢体浮肿，时有心悸，胸闷气短，动则汗出，唇甲青紫，大便完谷不化，小便清长，舌质淡，边有齿痕，苔白腻，脉沉细弱，提示为脾肾阳虚。

本病以湿热毒邪、寒湿、瘀血为标，其中又以湿热毒邪最为关键。

若发病与日晒或接触化学物质相关，且皮疹鲜红成片，有烧灼感，或痒或痛，伴面红目赤，身热不退，或伴咳嗽、痰黄稠或干咳无痰，胸闷气急，心烦口渴喜冷饮，便结溲赤，舌质红绛或紫黯，苔黄燥而干，脉弦数或洪数，提示热毒炽盛；若同时并见肢体瘫软，高热，胸闷气急，心悸怔忡，烦躁不安，重者神昏不醒或伴呕血黑便，尿少尿闭，提示热毒内陷心营；若症见怕冷畏寒，面色苍白，大便偏清，周身酸楚，关节窜痛或兼肿胀，舌淡苔薄白腻，脉浮紧，提示寒湿入络。

治疗上，应标本兼顾，健脾益肾固其本，解毒活血通络治其标。

二、分清虚实，注意变化

若患者主要症状表现为肌肉肿胀疼痛，皮疹鲜红灼热，或伴低热，或伴心烦易躁，咳嗽声烈，咳黄痰，小便短赤，舌红苔黄，脉弦滑等，则为本病实证，代表湿热邪毒为病，一般多见于该病的发作期。此时可按热毒或湿热为病论治，临床以祛邪为主，可用清热解毒、清热润燥、凉血活血、养阴清肺等法。

若患者主要症状表现为肌肉痿软不用或酸痛隐隐，皮疹色暗不显，或面色潮红烦热盗汗，或面白无华神疲乏力，或怕冷畏寒腰膝酸软，或有咳嗽但咳声低微无力等，则代表致病之邪已深入脏腑，湿热之邪耗伤阴津，日久阴阳互损，气血两亏，一般多见于该病的缓解期。此时当以固本培元为主，可用健脾益气、补益肝肾、养血活血、补肺益气等法。

本病通常以热证、虚证为多，但在临床上常有因实致虚、因虚致实，从而导致虚实错杂等复杂病机。疾病初起之时，患者阴津耗伤不甚，以湿热毒邪为重，可属实证。待肺胃津伤、肝肾阴血耗损渐多，而热邪未去，便由实转为虚实夹杂之证；或病邪缠绵日久，脾胃虚弱，肝肾亏虚，气血精津耗损良多，则以虚证为主，若兼有夹热、夹湿、夹瘀之症，变为本虚标实之候。

三、辨缓急，识重症

在炎性肌病的病变过程中，有时会出现紧急危重的证候，故应辨其缓急。如病势进展迅猛，患者肢体迅速痿软，伴见发热皮疹，胸闷气急，难以平卧，声音嘶哑，吞咽困难，时有呛咳等症；瘀热闭塞心窍，出现谵语、昏迷等重症；瘀热闭塞肠络，出现腹痛剧烈、腹泻、便血等急症。这时应积极治疗急症、变症，或清热解毒、泻肺平喘，或清营解毒、开窍醒神，或清热泻火、凉血止血。待急症缓减，再"缓则治其本"，予培补脾肾、养阴益气等治疗。

第二节　诊疗思路

一、把握临床特点，分而论治

本病病情复杂多变，临床可出现"阴阳毒""痹证""痿证"等不同病证的表现。病证不同，相应的治则治法必然有异。在发病过程中如以皮损为主症者，可以按"阴阳毒"论治，采用疏风清热、清热解毒、凉血化瘀、利湿解毒、养阴滋肾等治法。如患者以肌肉酸痛无力和（或）关节痛为主症者，则从"痹证"论治。对于由热毒、血瘀所致"不通则痛"者，采用清热祛湿、活血通络祛邪为主，辅以健脾滋肾、益气养血扶正的治法；对于肌肉失养，"不荣则痛"者，治以健脾滋肾、益气养血扶正为主，辅以祛风通络、利湿解毒的治法。若以肌无力、肌肉萎缩为主症者，应以"痿证"论治，或健运脾胃，补后天以养先天，或滋阴补肾，资先天以促后天，以治脾肾为本，兼顾其他三脏。

二、分清标本虚实，分期辨治

该病本虚标实，病情复杂，临床当以扶正祛邪、标本兼治为治疗的基本大法，根据疾病所处的不同阶段及邪正盛衰的实际情况，来决定采用扶正兼以祛邪，还是祛邪兼以扶正。

此病初发病时，起病迅速，外受风寒湿邪，郁而化热生毒，或因烈日暴晒，受药毒之邪，毒热直入里，热毒炽盛，或风热之邪客于肌表，蕴结为毒，侵及营血，热伤血络而为病。临床表现以眼睑、面颊及胸背部多发皮疹，可伴有烧灼感或瘙痒，四肢近端肌肉酸痛无力多见，伴有发热，口干、面红、大便干、溲黄，舌多红绛，苔黄，脉多滑数。该阶段为热毒蕴结于内，浸淫肌肤经络，故重在清热解毒化湿，又因热邪伤营分，故辅以凉血散瘀。《医宗必读》曰："治外者散邪为急，治脏者养正为先。"在祛邪的同时，不忘健运脾气，可加白术、山药、茯苓、生薏仁等健脾药来固护中焦。故对本病发作期的治疗，当以清热解毒化湿为主，兼顾健脾益气。

缓解期患者皮疹渐退或残留皮肤色素沉着，四肢肌肉隐隐作痛，近端肌肉萎缩，伴有乏力，肌力增加但尚未完全恢复，还可伴有纳呆腹胀，或腰膝酸软，两颧潮红，头晕目眩，舌红少苔，脉细数等症。此为热毒之邪耗伤气血营阴，气阴不足，肌肉失于濡养所致。《灵枢·五癃津液别》云："水谷皆入于口……津液各走其道，故三焦出气，以温肌肉，充皮肤，为其津，其流而不行者为液。"气血津液充足，则邪不可侵。故缓解期的治疗应重在益气养阴，健脾益肾，兼以化湿通络。

三、辨识危急重症，积极治疗

若患者在发病之初即见高热，咳嗽，痰黄稠或干咳无痰，胸闷气急，声音嘶哑，吞咽困难，时有呛咳，不久出现四肢无力，甚则迅速瘫软，心悸怔忡，皮疹色鲜而肿或发而复隐，遍布全身；或时伴气喘息粗，渴喜冷饮，烦躁不安，大便干结，小溲短赤；甚或出现神昏不醒或伴呕血黑便，或见尿少尿闭。患者一旦出现上述见症，若抢救不及时，往往迅速出现阴阳离决之危象，故临床医师尤须辨识，结合现代医学诊疗手段及时处理。

四、重视调理脾胃

本病主要累及肺、脾、肾三脏，然肌痹、痿证、发斑皆与脾胃相关，故该病在各阶段的治疗皆需调理脾胃。"脾为后天之本"，脾气虚则气血生化乏源，不能濡养肌肉、四肢、百骸，久则可致肌肉痿软无力、肌肉瘦削。《素问·痿论》提出"治痿独取阳明"，强调治痿亦从脾胃下手，其包含补脾胃、清胃火、祛湿热等治法，不单为补法。此外不能忽视生活调护的重要性，日常饮食宜清淡，忌辛辣腥膻、生冷饮食。在饮食得当的前提下，食物入胃才能有效化为营养物质，若仅依靠中药调理脾胃而忽略日常饮食调护则舍本逐末。

第三节　辨证论治

治疗上应标本兼顾，健脾益肾固其本，解毒活血通络治其标。治疗时在祛邪的同时应不忘扶正，扶正应以肺、脾、肾为主，尤重脾胃。急性发作期，治以清热解毒化湿为主，兼顾健脾益气；缓解期，治在肝脾肾，以益气健脾为主，兼以化湿活血。

一、急性期分型

急性期突出表现往往是一身肌肤尽痛或肌肉极度无力甚则全身软瘫，皮肌炎还可见大片紫红色皮疹，严重者可迅速出现呛咳声嘶、胸闷气急、心悸水肿等心肺累及的表现。也有病情相对较轻，以突发的肌肉酸痛无力起病者。

1. 热毒炽盛型

【证候】

主症：发病急，皮疹（红、肿、热或干），肌痛拒按，乏力。严重者吞咽受阻，举头乏力，时有呛咳声嘶，全身软瘫。

次症：面红目赤，身热不退，心烦口渴喜冷饮，便结溲赤。

舌脉：舌质红绛或紫黯，苔黄燥而干，脉弦数或洪数。

【病机分析】风热侵于肺胃二经，蕴积化热，毒热炽盛，故见身体壮热，口苦心烦，渴喜冷饮，大便干燥，小溲黄赤，舌苔黄燥，脉弦数或洪数。肺主皮毛，行宣肃之功，湿热毒邪内侵肺卫，肺失宣肃通调之能，则肌肤红肿灼痛，呛咳声嘶。热邪由气入营，气营两燔，故见脸面、肌肤潮红灼热，斑色深红，肌肉关节灼痛。壮火食气，兼之营卫瘀滞不畅，四肢及肌肉失养故肌痛拒按，乏力，甚者出现呛咳声嘶，全身软瘫。

【治法】清热解毒，凉血通络。

【方药】犀角地黄汤合黄连解毒汤加减。

水牛角 30g（先煎），生地黄 30g，赤芍 30g，牡丹皮 15g，白花蛇舌草

30g，玄参 30g，黄芩 15g，黄连 9g，忍冬藤 30g，丹参 30g，紫草 30g，当归 10g，防风 10g，生甘草 10g。

【加减】风湿偏胜，伴有关节疼痛者，加秦艽 10g，防己 10g，萆薢 30g；湿热较重者，口苦，舌苔黄腻，加黄柏 15g，苍术 15g，生米仁 30g，山栀子 10g；斑疹红赤者，加茜草、生石膏（先煎）各 30g。

【中成药】清开灵口服液，口服，1 次 20～30mL，1 日 2 次；抗病毒口服液，口服，1 次 10mL，1 日 2～3 次；新癀片，口服，1 次 2～4 片，1 日 3 次。

2. 热毒内陷心营型

【证候】

主症：多见高热，咳嗽，痰黄稠或干咳无痰，胸闷气急等热毒 / 痰热壅肺表现；皮疹（红、肿、热或干），肌痛拒按，乏力。严重者吞咽受阻，举头乏力，时有呛咳声嘶，全身软瘫。

次症：气喘息粗，渴喜冷饮，烦躁不安，大便干结，小溲短赤。重者神昏不醒或伴呕血黑便，或见尿少尿闭，若抢救不及时，往往迅速出现阴阳离决之危象。

舌脉：舌质红绛而干，苔黄腻或光绛，脉滑数或结代无力。

【病机分析】脏腑内热，外感邪毒，热毒炽盛，侵扰肌肤故额面红斑赤肿；热毒炽盛，深入气营故壮热，烦躁不宁，渴喜冷饮；热毒炽盛，伤及筋肉故四肢痿软无力；热毒上攻，肺胃受损故咽痛，气喘息粗，时有呛咳声嘶；热伤阴液故尿少色黄或赤，大便干；肺朝百脉，主治节，若邪郁不解，逆传心包或内陷心营，则可迅速全身痿痪无力、胸闷心悸，甚至神昏不醒；热入营血可出现呕血黑便等迫血妄行之象；舌质红绛，苔黄腻或光绛，脉滑数为营血有热。

【治法】清肺解毒，清心凉营。

【方药】清瘟败毒饮合清营汤加减。

生石膏 30g（先煎），水牛角 30g，生地黄 30g，玄参 30g，知母 15g，金银花 30g，草河车 15g，白花蛇舌草 30g，大青叶 15g，牡丹皮 15g，赤芍 15g，天竺黄 15g，黄连 9g，羚羊角粉 1～2g（冲服）。

【中成药】高热者可并用清开灵注射液 30～60mL，加入 0.9% 的生理盐水或 5% 的葡萄糖 250mL 中静脉滴注，每日 1～2 次；连用 10～14天为 1 疗程。或服用紫雪丹、安宫牛黄丸。

3. 湿热郁蒸型

【证候】

主症：关节或肌肉局部红肿、灼热、疼痛，肢体酸软无力，有重着感。

次症：身热不扬，口渴不欲饮，面色垢黄，肢体浮肿，肌肤瘙痒，胸脘痞闷，恶心欲吐，小便短赤灼热，大便黏滞。

舌脉：舌红苔黄腻，脉濡数或滑数。

【病机分析】寒湿之邪入侵，郁久化热或湿遏热伏，湿热郁蒸，故见身热不扬，面色垢黄，肢体痿软无力，肢体浮肿，肌肤瘙痒；湿为阴邪，故口渴不欲饮；湿邪重着黏腻，湿盛则肿，湿热交阻于经络、关节，故关节肌肉局部红肿、灼热且有重看感；湿困脾胃，浊邪不化，胃失和降，故见胸脘痞闷，恶心欲吐；湿热下注膀胱，故小便短赤灼热；湿热蕴结肠胃，故见大便黏滞；湿热蕴结于内，故见舌苔黄腻，脉濡数或滑数。

【治法】清热利湿。

【方药】当归拈痛汤加减。

当归 15g，苦参 15g，升麻 15g，葛根 15g，苍术 10g，炙甘草 6g，黄芩 15g，茵陈 30g，防风、防己各 10g，知母 15g，泽泻 15g，猪苓 15g，白术 10g，白花蛇舌草 30g。

【中成药】四妙丸，口服，1 次 6g（1 次 1 袋），1 日 2 次；湿热痹片，口服，1 次 6 片，1 日 3 次；滑膜炎片，口服，1 次 3 片，1 日 3 次。

4. 寒湿入络型

【证候】

主症：多因外感风寒或久坐湿地后诱发，有雷诺表现。皮疹（色暗、肿、不热），肌痛拒按，乏力，遇冷痛剧。

次症：重着，周身酸楚，关节窜痛或兼肿胀，怕冷畏寒，神疲乏力，面色苍白，大便偏清。

舌脉：舌淡苔薄白腻，脉浮紧。

【病机分析】寒为阴邪，其性凝滞，主收引，主疼痛，气血为寒邪阻遏，经脉不通则痛，故现关节冷痛及雷诺表现；遇寒冷之物或天气转冷则凝滞加重，故遇寒病甚，遇热则寒凝渐散，气血得以运行，故得热则减。湿亦为阴邪，重浊黏滞，阻碍气机，故肢体重着，痛处不移，寒邪内盛，留于关节，故关节肿胀。寒湿困阻于内，阳气受损故怕冷畏寒，神疲乏力，面色苍白，大便偏清。舌质淡红，舌体胖嫩，苔白腻，脉浮紧等皆为寒湿之象。

【治法】散寒化湿，温阳通络。

【方药】防己黄芪汤合乌头汤加减。

生黄芪 30g，白术 15g，桂枝 15g，防风、防己各 10g，羌活、独活各 10g，制川乌 9g（先煎），薏苡仁 15g，延胡索 30g，当归 15g，鸡血藤 30g，丹参 30g，川芎 15g。

【加减】指端青紫者，加桃仁 10g，红花 10g，三七粉 6g；关节肿痛者，加乌梢蛇 30g，青风藤 30g，鸡血藤 30g，威灵仙 15g；寒盛阳虚，形寒肢冷者，可用阳和汤加减；寒湿偏盛，舌苔腻，加苍术 15g，厚朴 10g，干姜 10g。

二、慢性期分型

慢性期可见乏力肌痛或皮疹反复发作，也可表现为迁延难愈的干咳、心悸胸闷等内脏受累。脾为后天之本，主气血生化。湿热毒邪内侵日久，必耗气伤阴，初则为脾气亏虚，或兼湿郁；久则由气及血，由脾及肾，累及阳气，可见脾肾阳虚之证；另有脾虚而肝郁，郁而化火，耗气伤阴，因肝阴不足、下及肾阴而成肝肾阴虚之候。因此，对 DM/PM 慢性期多强调标本兼顾，主张从脾、肝、肾治其本，祛湿化瘀理气治其标。

1. 脾气亏虚型

【证候】

主症：全身皮疹消退，或仅余淡淡红斑，眼睑虚浮，四肢肌肉近端微感乏力，肌肉酸痛隐隐。

次症：胃纳不佳，食少腹胀，面色不华，神疲乏力，少气懒言，虚汗频频，动则尤甚，时有头晕目眩，或有心悸时作，大便偏溏。

舌脉：舌质淡边有齿印，脉细软无力。

【病机分析】脾主肌肉及四肢，为后天之本，病久脾虚，气血生化乏源，气血衰少，正虚邪恋，肌肤失充，筋骨失养，而致肌肉、关节酸痛乏力。气虚则气短、乏力、易汗出、食少、便溏；血虚则面黄少华、时有头晕目眩，或有心悸时作；舌淡苔薄，脉细弱，乃脾虚气血两亏之象。

【治法】益气健脾为主，佐以利湿。

【方药】补中益气汤合防己黄芪汤加减。

党参 20g，生黄芪 30g，白术 15g，茯苓 15g，生薏苡仁、熟薏苡仁各 15g，升麻 30g，陈皮 10g，防风、防己各 10g，鸡血藤 30g，首乌藤 30g，当归 10g，川芎 10g，炙甘草 6g。

【加减】肌痿便溏者，加葛根 15g，山药 15g，扁豆 10g；脘胀纳少者，加砂仁 6g，炒谷芽、炒麦芽各 30g；气虚及阳，脾肾阳虚，畏寒肢冷者，加制附片 10g，肉桂 3g，仙灵脾 15g。

【中成药】人参养荣丸，口服，1 次 6g，1 日 1～2 次；人参归脾丸，口服，1 次 9g，1 日 2 次；十全大补丸，口服，1 次 9g，1 日 2 次；贞芪扶正颗粒，口服，1 次 1 袋，1 日 2 次。

2.肝肾阴虚型

【证候】

主症：全身皮疹消退，或仅余淡淡红斑，四肢肌肉近端微感乏力，肌肉酸痛隐隐，可见近端肌肉萎缩。

次症：行滞语迟，腰酸腿软，举动软弱，甚或吞咽不利，足不任地，形体偏瘦，面色潮红，皮肤干涩少泽，时有五心烦热，头晕目糊，面部烘热，口干咽燥，耳鸣健忘，失眠多梦，时时盗汗，经乱经少。

舌脉：舌红少苔或中剥有裂纹，脉细数。

【病机分析】肝藏血主筋，肾藏精主骨，肝肾阴亏，筋脉肌肉失养，故见肌肉瘦削，肢体软弱无力；病久伤阴耗气，众毒未尽故斑色浮红而时轻时重；腰为肾之府，肝肾亏虚故腰酸腿软；肾藏精生髓，肾虚则脑失所养，髓海空虚，故见眩晕健忘，行滞语迟，甚或吞咽不利，足不任地；肾开窍于耳，肾虚故耳鸣；肝开窍于目故目糊；肝肾两亏，肌肤失养，故皮肤干涩少泽；肾气不固则遗精。肾虚则冲任不充，故见月经不调；阴虚虚火内生，故见面部烘热，口干咽燥，失眠多梦，盗汗；舌红少苔、脉细数为肝肾阴虚之象。

【治法】滋补肝肾，养阴和营。

【方药】六味地黄丸合大补阴丸加减。

生地黄 30g，熟地黄 30g，山茱萸 15g，山药 15g，茯苓 24g，知母 15g，黄柏 10g，牡丹皮 15g，丹参 30g，玄参 15g，龟甲 10g，菟丝子 30g，牛膝 10g，白花蛇舌草 30g。

【加减】午后身热者，加功劳叶 10g，地骨皮 10g，银柴胡 10g；手足拘挛者，加鳖甲 15g，珍珠母 15g；五心烦热者，加黄柏 10g；口干舌燥者，加川石斛 15g，天冬 10g，麦冬 10g。

【中成药】知柏地黄丸，口服，1 次 8 丸，1 日 3 次；六味地黄（浓缩丸），口服，1 次 8 丸，1 日 3 次；杞菊地黄丸，口服，1 次 9g，1 日 2 次；麦味地黄口服液，口服，1 次 10mL，1 日 2 次。

3. 脾肾阳虚型

【证候】

主症：全身皮疹消退，或仅余淡淡红斑，四肢肌肉近端微感乏力，肌肉酸痛隐隐，可见近端肌肉萎缩。

次症：精神不振，神疲欲睡，面色㿠白，形寒肢冷，腰酸膝软，时有心悸、喘咳，下肢浮肿，甚则全身浮肿，胸闷气短，动则汗出，唇甲青紫，四肢末端时有发冷发白之象，遇寒尤甚，大便一日数次，常有完谷不化，小便清长，夜尿增多，经少或淋沥不尽。

舌脉：舌质淡紫，舌形胖大，边有齿痕，苔薄白或白，脉沉弦。

【病机分析】肾藏精、生髓主骨，为先天之本，作强之官；脾主肌肉及四肢，为后天之本，气血生化之源。脾肾阳虚，则其气衰弱，髓不能满，气血不充，肌肉筋骨失养，渐致疼痛、屈伸不利，甚至肌肉萎缩。肾阳不足，温煦失职，而致畏寒喜暖，手足不温，甚至出现雷诺征，并可伴见完谷不化，小便清长，夜尿增多，经少或淋沥不尽。肾主下元，腰为肾之府，肾阳不足，故见腰酸膝软，下肢无力。肾虚不能主水，脾虚不能制水，故下肢或全身浮肿，如水饮凌心犯肺则出现胸闷气短，动则汗出，唇甲青紫，时有心悸、喘咳。舌质体胖苔白，脉沉弦为阳虚之象。

【治法】温肾健脾。

【方药】金匮肾气丸加减。

黄芪 30g，熟地黄 20g，山药 15g，山茱萸 15g，巴戟天 10g，仙灵脾 30g，党参 30g，枸杞 15g，茯苓 30g，杜仲、川续断各 10g，制附片 10g（先煎），丹参 15g，当归 20g，路路通 10g，五味子 6g。

【中成药】金匮肾气丸（水蜜丸），口服，1 次 4～5g，1 日 2 次；龟芪参口服液，口服，1 次 10mL，1 日 2 次；防衰益寿丸，口服，早晚各服 20～30 粒；益肾蠲痹丸，口服，1 次 8～12g（1～1.5 袋），1 日 3 次。

4.气虚血瘀型

【证候】

主症：局部红斑色淡不显或呈暗紫色，四肢肌肉以刺痛麻木为主，按之加剧，固着不移，或伴双下肢废痿，行走不便。双手遇冷或情绪激动时则见发冷、发白、发紫，不久缓解。

次症：面色不华，胸胁脘腹常有癥瘕积聚伴疼痛，胁下可触及痞块，时有短气乏力，心悸，食少便溏，胃纳不佳，妇女可见痛经、血块、经色紫暗。

舌脉：舌质淡而有瘀斑或舌色紫暗，边多齿印，脉弦数。

【病机分析】气为血帅，血为气母，气行则血行，气虚不足以推血则血必有瘀。气短、面色不华、乏力头晕、汗出、食少胃差为气虚之征，肢体麻木、疼痛，为气虚血运不畅、肌肤筋脉失养表现，气虚导致血瘀后，瘀阻络道，则出现癥瘕积聚，痛处不移，甚至出现肢端青紫冰凉，妇女则可伴见痛经、血块、经色紫暗。舌脉均为气虚血瘀之象。

【治法】益气活血为主。

【方药】补阳还五汤加味。

生黄芪 50g，当归 20g，赤芍 15g，桃仁 10g，红花 10g，川芎 15g，枳壳 10g，虎杖 30g，莪术 15g，地龙 15g，鸡血藤 30g，白术 10g，薏苡仁 15g。

【中成药】大活络丸，温黄酒或温开水送服，1 次 1 丸，1 日 1～2 次；血府逐瘀胶囊，口服，1 次 6 粒，1 日 2 次。

5. 肝旺脾虚型

【证候】

主症：局部红斑色淡不显或呈暗红色，四肢近端肌肉时痛，情绪急躁时明显，四肢近端肌肉轻度萎缩。

次症：面色潮红或萎黄，时有胸闷腹胀，喜叹气，常感乏力，心烦易怒，怕热，动则汗出，口干口苦，胃纳不佳，时有头痛、目赤、耳鸣、吞酸，大便时干时溏，一日多次。

舌脉：舌淡苔薄白腻，脉弦缓或弦细。

【病机分析】脾虚肌肉失养故见肌肉疼痛瘦削，肢体软弱无力；肝失疏泄，郁而化火则情志抑郁，心烦易怒，怕热，动则汗出；肝经气滞则胸闷腹胀，善太息；肝火上炎则口干口苦，时有头痛、目赤、耳鸣，肝木旺则侮脾土，脾失健运则纳呆，腹胀，便溏；横逆犯胃，肝胃气逆致呕吐酸苦；肝脾失调则大便溏结不调，肝亢则脉弦。

【治法】清肝柔肝，益气健脾。

【方药】滋水清肝饮合二至丸加减。

牡丹皮 15g，栀子 10g，柴胡 10g，白芍 15g，当归 10g，生地黄 15g，山药 15g，旱莲草 30g，女贞子 15g，生黄芪 15g，生白术 15g，薏苡仁 30g，生甘草 6g。

6. 脾虚湿困型

【证候】

主症：局部红斑消退或色淡不显，四肢近端肌肉酸痛重着，甚则肿胀不消，关节酸痛，屈伸不利，四肢抬举、行走乏力。身体局部常有溃疡滋水，身体困重。

次症：面色㿠白，神疲欲寐，少气懒言，声低语怯，头重头痛，时有自汗，食少脘闷，渴不欲饮，大便溏烂不爽，小便短少。

舌脉：舌淡边有齿印，苔白腻，脉细滑弱。

【病机分析】脾主肌肉四肢，脾虚肌肉失养故见肌肉疼痛瘦削，肢体软弱无力；气血不足则面色㿠白；脾气虚弱，运化功能减退则腹胀纳少，甚则食后胀甚，大便溏薄；运化无权，水湿困阻则见浮肿，渴不欲饮，身体困重；水湿失于输运，流溢肌肤，则身体局部常有肿胀不消或溃疡滋水；气虚推动无力则神疲乏力，少气懒言，舌淡，脉细弱。

【治法】健脾益气，化湿通络。

【方药】防己黄芪汤加味。

生黄芪 30g，炒白术 20g，防风、防己各 10g，羌活 10g，猪苓、茯苓各 15g，生薏苡仁 30g，白扁豆 10g，制半夏 10g，陈皮 6g，甘草 6g。

第四节　症状治疗

1. 肌肉疼痛

肌肉疼痛可由肌肉失养，"不营则痛"，或由热毒、血瘀困于肌肉，"不通则痛"所致。因此，对于肌肉失养所致肌肉疼痛，常选用金雀根、白术、川芎、当归、怀牛膝、三七等益气养血之品；对于由热毒、血瘀所致肌肉疼痛，常选用落得打、开金锁、藤梨根、延胡索、桂枝、徐长卿、王不留行、独活、威灵仙、郁金、穿山甲、土鳖虫等活血通络之品。

2. 皮疹

皮肌炎患者常见斑疹隐隐，或出现局部红斑等症，陈湘君教授认为，斑疹或红斑常由脾气亏虚，运化不济，气虚不摄，或血热迫血妄行所致。故治以补脾益气摄血，或凉血消斑为法。补脾益气摄血常选用黄芪、党参、当归、仙鹤草、茜草等益气摄血之品；凉血消斑常选用芙蓉叶、白茅根、牡丹皮、栀子、丹参、白芍、紫草等凉血消斑之品。

3. 腹胀食少

腹胀满不适、食少常由于脾胃亏虚、运化无力所致。故治以补益脾胃，助化理气为主，常选用大腹皮、厚朴花、莱菔子、砂仁、焦神曲、香橼、鸡内金、木香、陈皮、枳壳、香附、山楂等助化理气消胀之品。

4. 泄泻

大便溏泄可由脾胃虚寒、湿热困脾和食滞肠胃所致。故对于脾胃虚寒型泄泻，常选用苍术、白术、干姜、吴茱萸、藿香、佩兰等温脾止泻之品；对于湿热困脾型泄泻，常选用葛根、黄芩、黄连、蒲公英、连翘、金银花、苦参等清热利湿、升清降浊之品；对于食滞肠胃型泄泻，常选用桔梗、炒麦芽、炒山楂、焦神曲、鸡内金、炒莱菔子等消食导滞之品。

5. 大便干结

大便干结病机可归为热秘、气虚秘、血虚秘、阳虚秘、气滞秘等类型。针对热秘，常选用大黄、番泻叶泄热通便；对于气虚秘，常选用黄芪、杏仁益气通便；针对血虚秘，常选用何首乌、黑芝麻、当归养血通便；对于阳虚秘，常选用肉苁蓉温阳通便；对于气滞秘，常选用枳实、厚朴等理气通便。

6. 咽干咽痛

咽干咽痛常由热毒或阴津亏耗所致。针对热毒所致咽干咽痛，常选用菊花、胖大海、桔梗、甘草以清热解毒、利咽；针对阴津亏耗所致咽干咽痛，常选用麦冬、天冬、枫斗以润燥生津、利咽。

7. 咳嗽

咳嗽主要由于素体虚弱，易于外感六淫之邪，导致肺气失于宣肃，迫气上逆而作咳。常用桔梗、川贝母、法半夏、炙百部、前胡、炙紫菀等宣肺止咳之品。

第五节 其他治疗

1. 浮刺针法

治疗肌痹，取穴：肩髃、曲池、合谷、外关、风市、髀关、血海、梁丘、阳陵泉、三阴交、悬钟、大椎、风池、肺俞、脾俞、肾俞、腰阳关，头针取感觉区的相对应部位。用 2～4 寸针快速透皮后，顺经刺入针身的 1/3～1/2。10 天为 1 疗程。可起到补益脾肺、行气活血、祛风通络、健脾除湿、引邪外出之功。

2. 电针艾灸合用

治疗肌痹，选择痹痛感觉最强烈处（中心点）直刺进针，另在中心点的上、下、左、右各距中心点 2～3 横指处，呈 25°向中心点斜刺进针，均采用平补平泻法，只捻转，不提插。连接治疗仪通电 10～20 分钟后，去掉治疗仪，用艾条对针柄进行施灸，一般用回旋法。

3. 中药外敷

中药（丹参、红花、赤芍、路路通、川芎、伸筋草、丝瓜络、羌活、独活等）湿热敷于患者肿胀疼痛部位，热敷结束后配合外涂止痛消炎软膏，治疗皮肌炎，使药物有效成分直接渗入病变部位的深部组织，利用热力经皮透入吸收充分发挥药效，起到舒筋通络、疏通腠理、行气止痛的作用。热敷后将药物直接涂于患处，达到祛风除湿、消肿止痛、增强药效的作用。

4. 药浴

肌肉、皮肤红斑肿痛者用可予中药清热利湿方（芙蓉叶 15g，玉竹 15g，野菊花 12g）外洗，每次 15～20 分钟，每日 3～5 次，治疗 30 天。对肌肉肿胀疼痛较甚者，若辨属寒湿入络，药浴方可用生川乌、生草乌、生南星、红花、细辛、枯矾、冰片等温经散寒，活血通络；若辨属湿热蕴毒者，药浴方可用金银花、冬瓜皮、泽泻、泽兰、知母、黄柏、土茯苓等清热泻火，利水消肿。

第五章

炎性肌病的西医治疗

一、治疗原则

本病应早期诊断、早期治疗，以延长患者的生命。儿童病例需查找感染病灶。成人特别是老年人，应尽可能详细检查以除外恶性肿瘤，如当时未有发现应定期随访。发现感染病灶或恶性肿瘤者应及时处理，进行病因治疗，有时可获痊愈。

二、一般治疗

一般治疗在疾病的各个阶段都很重要，包括注意营养（给高蛋白、高维生素、高热量、无盐或低盐饮食）、避免日晒、注意保暖、预防感染及对症治疗，炎症严重时需卧床休息。在早期可通过被动的物理治疗预防肌肉挛缩，随着疼痛及敏感的缓解，应进行主动的物理治疗及锻炼。

三、药物治疗

药物治疗包括糖皮质激素、免疫抑制剂、蛋白同化剂、转移因子、胸腺肽等。危重患者可予大剂量甲泼尼龙冲击治疗、大剂量静脉注射免疫球蛋白冲击治疗、血浆置换等。也有文献报道应用自体外周血干细胞移植治疗多发性肌炎、皮肌炎。

Dalakas 等推荐以下逐级、逐步的经验性治疗方案。步骤 1：泼尼松；步骤 2：AZA 或 MTX，病情进展时，步骤 1 和 2 可联合使用；步骤 3：IVIG（亦可用作步骤 2）；步骤 4：环孢素、霉酚酸酯、苯丁酸氮芥或 CTX。根据疾病严重程度、伴随症状或患者年龄等决定单独使用或者与步骤 1～3 进行不同组合。但目前尚无相关证据表明哪种组合更加优越，有待于今后更多循证医学方面的研究。

1. 糖皮质激素（glucocorticoid，GC）

经历了 GC 临床治疗的否定之否定，目前 GC 仍是治疗 PM/DM 最常用的药物。而且由于循证医学的发展，临床病例大量积累，GC 的使用在得以肯定的同时，更趋于理性化，治疗的剂量和疗程更趋个体化和量化。

临床上建议选用不含氟的中效激素，如泼尼松，很少产生激素诱导性肌病。剂量则取决于患病个体的状况以及病情活动程度，根据临床症状、肌力及肌酶水平的改善情况判定疗效。成人急性期初始量一般为 $1 \sim 1.5mg/$（kg·d），分次口服，持续使用直至肌力明显恢复，CK 趋于正常并持续 $4 \sim 8$ 周后，逐渐减量，一般每 $2 \sim 3$ 周减 5mg，以 $10 \sim 20mg/d$ 维持数月或数年治疗。对于儿童，大剂量 $1 \sim 2mg/$（kg·d）治疗有望使症状缓解。若肌炎复发则剂量增加 $10 \sim 20mg$ 或恢复到最初剂量。大多数患者需维持治疗 $2 \sim 3$ 年以防复发。危重病例可用甲泼尼龙 $0.5 \sim 1g/d$ 静脉冲击治疗，连用 3 天，后改为泼尼松 60mg/d 口服，再根据症状及肌酶水平逐渐减量。使用激素期间应注意预防感染，必要时加用抗感染药物。但治疗过程中出现的肌无力加重，需鉴别肌炎复发和类固醇性肌病，必要时通过改变激素的量观察患者反应以做出判断。肌肉已挛缩的患者激素治疗无效。

但在临床上约有 20% 的 PM/DM 患者对 GC 治疗抵抗。GC 抵抗病例的出现对临床治疗提出严峻的挑战，目前关于 GC 治疗抵抗的机制尚不十分清楚。GC 作用的发挥是由其 GC 受体（Glu-cocorticoid receptor，GR）介导的，GR 有正常的 α 和变异的 β 两个表位。有研究表明，GC 抵抗与 GRα、GRβ mRNA 异常表达有关。检测 PM/DM 患者 PBMC 中 GRα、GRβ mRNA 的表达水平对指导 PM/DM 的临床治疗具有一定意义，有助于区分出对 GC 拮抗的患者，尽早加用其他免疫抑制剂联合治疗，而不是单纯加大 GC 的用量。对 GC 拮抗及其调控机制的阐明，尚有待于进一步的深入研究。

2. 免疫抑制剂

如 GC 治疗 6 周左右无效，或因严重不良反应患者不能耐受，或病情急剧恶化如呼吸衰竭等，应考虑应用免疫抑制剂。免疫抑制剂可单独使用，或与激素联合使用，有助于快速减少激素用量并可避免病情加重。以甲氨蝶呤（MTX）最为常用，其次为硫唑嘌呤（AZA）。MTX 开始剂量为 $7.5 \sim 15$ 毫克/周，之后逐渐增加到 $25 \sim 50$ 毫克/周，$4 \sim 8$ 周后出现疗效。随着症状改善，血清肌浆酶水平降低，MTX 用量应隔周递减，渐减为每 3～4 周给药 1 次。

其他免疫抑制剂在 PM/DM 治疗中应用较少，更缺乏多中心的临床对照研究，疗效尚未明确。如有研究表明环磷酰胺（CTX）治疗 PM 有效，但也有试用后结论矛盾的报道。有文献报道环孢素对顽固性 JDM 有效，霉酚酸酯（2g/d）治疗 PM/DM 有效且耐受良好，雷公藤多苷等也有一定的疗效。但应注意监测免疫抑制剂应用对血液系统、肝脏等的不良反应。有关免疫抑制剂对 PM/EDM 的确切疗效，尚需进一步循证医学的研究支持。

3. 大剂量静脉注射免疫球蛋白冲击治疗

大剂量静脉注射免疫球蛋白冲击（IVIG）可用于治疗顽固性及危重性患者。研究表明，IVIG 1.0g/（kg·d）× 2d 或 0.4g/（kg·d）× 5d 治疗 PM/DM 有效，治疗后可使患者皮损显著消退，肌肉症状显著改善，肌力明显提高，肌浆酶水平下降，激素用量减少。IVIG 不良反应轻微，可以明显且快速改善临床症状，抢救危重患者，相比 PM，对 DM 疗效更好。但由于缺乏多中心对照性研究，其确切疗效仍需循证医学的证据支持。Dalakas 等对 12 例 DM 患者采用大剂量 IVIG 治疗，11 例有效，而接受安慰剂治疗的 11 例患者仅 3 例有效。研究结果表明，此疗法安全、可靠，无 GC 及其他免疫抑制剂引起的不良反应。

IVIG 治疗风湿病的机制目前尚未明确，有待进一步阐明。大致有以下方面：调整 FC 受体功能；保护细胞膜；清除持续存在的感染因子；抑制抗体合成；产生抗细胞因子的抗体，直接阻抑细胞因子；阻抑细胞因子的产生和释放；阻抑 T 细胞活化；降低黏附分子表达；上调天然 IL-1 受体拮抗剂；输入抗独特型抗体，中和自身抗体；输入抗独特型抗体，调整 T、B 淋巴细胞功能；抑制补体的结合与活化等。研究表明，IVIG 治疗风湿病具有显著的疗效：对于危重患者，可以起到救急作用，赢得抢救时机；对于常规治疗无效的顽固难治性患者，IVIG 有出人意料的显著疗效；对于由于严重并发症或者药物不良反应，常规治疗不能耐受的患者，IVIG 则能很快控制病情，减少激素用量。因此，IVIG 对于治疗危重性难治性风湿性疾病是一项强有力的措施。因花费大，仅适用于危重患者。

4.血浆置换或血浆输注

通过血细胞分离机／分离膜以及滤过／吸附等多种方法去除患者血液中的内源性／外源性致病因子，使疾病得以较迅速地缓解。血液成分净化疗法对多数患者来说不是绝对的病因性治疗，但它相对药物作用能更有效和更迅速地去除病因物质。皮质类固醇激素及免疫抑制剂治疗无效的患者可推荐血浆置换。研究表明对于重症 PM/DM，血浆置换具有很好的疗效。适用于危重患者。

四、DM 皮损的治疗

临床上皮损的改善与肌炎的改善并不一致，对于皮损的治疗，其主要方法有：①用具有高紫外线防护指数（SPF）的避光药。②外用糖皮质激素特别是高效糖皮质激素。③抗疟药：对 DM 的皮肤病变有效，但对肌肉病变无明显作用。治疗剂量为羟氯喹 300 ～ 400mg/d。应注意的是抗疟药可诱导肌病的发生，患者出现进行性肌无力，易与肌炎进展混淆，肌肉活检有助于鉴别。④长波紫外线（U–VA）治疗。⑤沙利度胺对局限性皮损有效，具体治疗机制可能与其抑制 TNF–α 的产生有关。⑥恶性红斑患者应仔细排查是否有肿瘤，肿瘤控制后皮疹可逐渐消退。⑦近来有文献报道0.1％他克莫司软膏外用有效。

五、治疗展望

对于常规治疗无效的顽固难治性患者，有研究表明应用小剂量（20mg/d）新型免疫抑制剂来氟米特常常有效，治疗后患者皮损明显消退，肌力改善，肌酶显著下降，间质性肺炎减轻，并可减少 GC 量，故可用于替代易发生肝损害的 MTX（但也有作者认为该药肝酶升高多见，国外有引起肝衰竭的报道）。

罗美华（rituximab）是一种针对 CD20+ B 细胞的单克隆抗体。Levine等小规模的开放性研究表明，rituximab 可显著改善难治性 DM 患者的肌力和肌肉外症状，耐受良好，观察期间未发现与治疗相关的严重不良作用。Gottenberg 等则报道 rituxirnab 对 T 细胞免疫异常占主导的 PM 似乎也同样有效。多项报道表明抗 TNF-α 药物英夫利昔单抗（infliximab）和依那西普（etanercept）治疗难治性 PM/DM 有效。infliximab 是一种单克隆抗体，可特异性高亲和力地与 TNF-α 结合，中和 TNF-α 的生物活性。给予 3～5mg/kg infliximab，每 4 周 1 次，尤其与 MTX 联用可改善肌无力、肌痛症状。

此外，尚有阻断 T 细胞信号转导药物，例如 FK506、CAMPATH 或协同刺激分子 CD28/CTLA-4 的单克隆抗体等。

自体外周血干细胞移植也可试用于 PM/DM 的治疗。Chakraver 等报道 1 例 46 岁男性患者同时发生 DM 及多发性骨髓瘤伴结节病样改变，经自体外周血干细胞移植及大剂量化疗，肌病缓解，结节病样改变也部分改善。

随着免疫学、生物药剂学及相关边缘学科的发展，以及人们对炎性肌病病因与发病机制研究的深入，相信更多新型、高效、低毒的免疫抑制剂和生物调节剂甚至基因治疗手段必将问世，这些新药物、新方法也必将会给众多的风湿病患者带来福音。

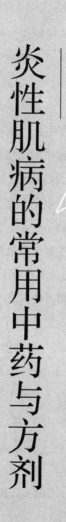

第六章

炎性肌病的常用中药与方剂

第一节　常用中药

1. 雷公藤

雷公藤为卫矛科植物雷公藤的根，又叫黄藤、黄腊藤、菜虫药、红药、水莽草，古籍中又称其为断肠草、水莽草、火把花、莽草、烂肠草、山砒霜。主产于福建、浙江、安徽、河南等地。原植物生于背阴多湿的山坡、山谷、溪边灌木丛中，喜较为阴凉的山坡。以偏酸性、肥沃、土层深厚的砂质土或黄壤土最宜生长。

据考证，雷公藤作为内服药只有很短的历史，曾用于治疗麻风病。20世纪70年代被引入肾脏病的治疗，并经临床证实其具有特定的降蛋白疗效。随后大量的实验表明，雷公藤具有较强的抗肿瘤、抗炎、抗生育作用和免疫抑制、免疫调节作用，其治疗类风湿关节炎、强直性脊柱炎的制剂也相继面市。相关古籍记载最早可见于《神农本草经》"神农尝百草，死于断肠草"。李时珍在《本草纲目》里记载："莽草，又称芒草，鼠草。此物有毒，食之令人迷惘，故名。"生长在滇南者花红，呼为火把花；生长在岳阳者谓之黄藤。如入人畜腹内，即黏肠上，半日黑烂，又名"烂肠草"。又有记载述，湖南岳阳有座"黄藤岭"，漫山遍野长着雷公藤。清赵学敏在《本草纲目拾遗》已详细记载了其毒性："采之毒鱼，凡蚌螺之属亦死，其性最烈，以其草烟酒蚕子则不生。"

【性味归经】苦、辛，寒；有大毒。归肝、肾经。

【功效】祛风除湿，通络止痛，消肿止痛，解毒杀虫。

【古籍摘要】

《湖南药物志》："杀虫，消炎，解毒。"

《本草纲目拾遗》："雷公藤，生阴山脚下。立夏时发苗，独茎蔓生，茎穿叶心，茎上又发叶，叶下圆上尖如犁耙，又类三角枫，枝梗有刺……出江西者力大，土人采之毒鱼，凡蚌螺之属亦死，其性最烈。以其草烟熏蚕子则不生，养蚕家忌之。山人采熏壁虱。"

【临床应用】相关古籍均详载雷公藤的毒性，临床大多医生也因其"大毒"而望而生畏，不敢使用。然若运用得当，诚为治疗风湿病的利器。如何正确、安全、有效使用雷公藤，主要基于以下几点。

（1）所取药用部位毒性小 雷公藤的根、茎、叶、花、芽均有毒性，其中叶和花的毒性较大，特别是嫩叶尖。药用部分主要是根及根茎。传统的用法是去其根皮，只用根心。有"去皮务尽"的说法，包括去其根缝中的皮。在现代的药品制备过程中多是用去根皮的全根或根心。秋季为采摘的最佳季节。

（2）正确掌握适应证 雷公藤具有祛风湿、活血通络、消肿止痛的功效，主要治疗风湿免疫性疾病。现代药理研究证明：①对免疫系统影响：雷公藤中大多数活性成分具有免疫抑制作用，少数呈免疫调节作用。雷公藤内酯醇可以降低多种炎症因子的生成，抑制免疫细胞增殖，诱导细胞凋亡等。②抗炎作用：雷公藤对早期毛细血管通透性的增加、渗出和水肿有明显的抑制作用，能拮抗炎症介质的释放，还可减少系统性红斑狼疮患者体内补体活化，其抗炎效果与糖皮质激素类似。抗炎作用的机制可能与其抗炎症介质、抗氧自由基和增强肾上腺皮质功能有关。③对肾脏疾病的影响：雷公藤在临床上常用于治疗多种肾脏疾病，减轻患者尿中的总蛋白和白蛋白等，对原发性肾小球肾炎、狼疮性肾炎及紫癜性肾炎疗效较好。雷公藤的这种作用可能与其具有防止破坏和修复肾小球滤过膜涎蛋白，维持滤过膜阴电荷屏障的完整性，减少蛋白的排出有关。故雷公藤常作为辨病用药治疗类风湿关节炎、强直性脊柱炎、银屑病关节炎、系统性红斑狼疮某些阶段、白塞病等风湿免疫性疾病。

（3）注意用量与煎法 雷公藤每日用量一般为 9～15g，最大剂量不超过 20g，加水适量煮开后以文火煎 30～60 分钟，再加入其他配伍中药一起煎煮两遍后兑用，分 2 次饭后服用。病情缓解后，逐渐减量或停用雷公藤。

（4）服药禁忌 ①服药期间戒酒，因饮酒加重药物的毒性，易伤肝；②婴幼儿不宜应用；③未婚未育者慎用；④老年人应减量使用；⑤不宜与其他有毒性的中西药物长期联合使用；⑥脾胃虚弱者应注意顾护脾胃。

（5）配伍应用　作为辨病用药，雷公藤之所以能安全、有效应用，除与上述因素有关外，还与配伍有重要关系。

①与甘草配伍：《景岳全书》云："甘草味甘气平，生凉炙温，可升可降，善于解毒……甘味至甘，得中和之性，有调补之功，故毒药得之解其毒。"在水煎剂中雷公藤与生甘草等量比例配伍，可有效地降低雷公藤的毒性。前者清热解毒、祛湿除痹，后者甘缓解毒、扶助正气、凉润清解，两者相须为用，确保了雷公藤的治疗作用。临床上雷公藤对已经使用糖皮质激素治疗风湿免疫性疾病的患者也有良好效果。

②与清热解毒药配伍：雷公藤与清热解毒药物如大青叶、虎杖、牡丹皮、紫草等配伍既能缓解其毒性，又具有清热解毒作用，可用于热痹湿热痹阻证，由"热盛则肿"者，与清热解毒药配伍，具有清热解毒、消肿止痛的作用。

③与清热活血药配伍：雷公藤与清热活血药配伍可加强活血通络、消肿止痛作用，骨节红肿热痛的症状多能消除。因无热不蕴毒，热壅毒不化，清热可绝毒之源，解毒可使邪有出路，解毒寓清热之中，少佐以活血化瘀之牡丹皮，凉血热，散瘀血，与清热解毒药物配伍，加强清热散毒之力，更能防寒凉之弊。

④与补肾精、温肾阳药配伍：在狼疮性肾炎治疗中，雷公藤与五子衍宗丸、六味地黄汤、淫羊藿、仙茅等配伍，补肾精，温肾阳，使肾关固摄有度，精微正常分布，治疗蛋白尿、管型尿，同时可以拮抗雷公藤造成的性腺抑制。

⑤与补气养血药配伍：在自身免疫性疾病中，由于免疫抑制剂的使用、疾病本身抗体等因素，常出现血液系统损害。现代药理研究证明，雷公藤亦有骨髓抑制作用。久病气虚，气不生血，以大剂量黄芪补气以生血，当归活血补血，确保雷公藤免疫抑制作用的同时，降低其不良反应。

【使用注意】口服雷公藤可出现消化道反应，如恶心、上腹部不适、轻度疼痛、胃纳减退、呕吐，个别有肠鸣、腹泻，其他为头晕、口干、心跳、流泪、口唇及口腔黏膜糜烂以至出血、喉痛、皮肤瘙痒、皮疹、两颧脱皮、色素沉着、月经紊乱乃至闭经、白细胞下降等。有出现房室传导阻滞的报道，亦有用本品注射液引起过敏反应者。雷公藤提取物副作用相似。药物剂量大，患者年老体弱者反应多，这些反应一般停药后5～7天可消失。为了减少不良反应，须严格去净二层根皮，药用木质部分，煎剂宜煎熬3小时以上。饭后服用或合用复方氢氧化铝或维生素B_4等可减轻消化道反应。用药过程中定期检查血象，必要时停药服维生素B_4及维生素C等。有心、肝、胃、肾、脾等脏器疾病的患者及青年妇女慎用，孕妇忌用。

急性中毒与解救：本品毒性大，有服叶2～3片发生中毒者，服用嫩芽7个（约12g）或根皮30～60g可以致死，甚至食用采食雷公藤花酿制的蜂蜜亦可引起中毒。一般内服后约2小时出现症状，如煎服同时饮酒者，症状出现更早、更重。中毒症状为剧烈呕吐、腹痛、腹泻、血便、胸闷、气短、心跳无力、脉搏细弱、血压下降、发绀、体温下降、休克及呼吸衰竭。二三日后发现脱发、浮肿、尿毒症以至急性肾功能衰竭。一般在中毒后24小时左右死亡，最多不超过4天。如中毒后能度过5天，预后较好。本品急性中毒可采用一般急性中毒解救措施，对症治疗，还应给予低盐饮食。民间常服鲜羊血200～300mL，也有人研究可用兔胃解毒。

【现代研究】

（1）雷公藤煎剂20g/kg腹腔注射，对大鼠甲醛性足肿胀、大鼠棉球肉芽组织增生和组胺引起的大鼠毛细血管通透性增加均有显著抑制作用。

（2）雷公藤乙酸乙酯提取物8mg/kg灌胃，对大鼠佐剂多发性关节炎、大鼠蛋清性关节炎均有明显抑制作用，对甲醛性关节炎无效。对大鼠棉球肉芽肿也有显著抑制作用。

（3）治疗类风湿关节炎。取带皮雷公藤2/3，去皮雷公藤1/3，制成15%的雷公藤酊，10～15mL/d，分3次饭后服。一般连续3～5个月（平均4.5个月）。病情控制后，可减量维持。

2.汉防己

汉防己，又名石蟾蜍、山乌龟、粉防己、倒地拱、金丝吊鳖、白木香。

【性味归经】苦、辛，寒。入肾、脾、膀胱经。

【功效】利水消肿，祛风止痛。

【古籍摘要】

《本草经疏》："防己，洁古谓其大苦辛寒，为得之。然性燥而不淳，善走下行，长于除湿，以辛能走散，兼之气悍，故主风寒温疟，热气诸痫，除邪气，除湿下行，故利大小便，此《本经》所载也。《别录》疗水肿风肿，去膀胱热，通腠理，利九窍，止泄者，皆除湿之功也。其曰伤寒寒热邪气，中风手脚挛急，则寒非燥药可除，不宜轻试。又曰，散痈肿恶结，诸瘑疥癣虫疮，非在下部者，亦不宜用。治湿风口眼㖞斜，手足拘痛，真由中风湿而病者，方可用之。留痰非由脾胃中湿热而得者，亦不宜服。肺气喘嗽，不因风寒湿所郁腠理壅滞者勿用。惟治下焦湿热肿，泄脚气，行十二经湿为可任耳。"

《长沙药解》："汉防己泄经络之湿淫，木防己泄脏腑之水邪，凡痰饮内停，湿邪外郁，皮肤黄黑，膀胱热涩，手足挛急，关节肿痛之症，悉宜防己。"

《本草求真》："防己，辛苦大寒，性险而健，善走下行，长于除湿、通窍、利道，能泻下焦血分湿热，及疗风水要药。故凡水湿喘嗽，热气诸痫，温疟，脚气，水肿，风肿，痈肿，恶疮，及湿热流入十二经，以致二阴不通者，皆可用此调治……有痰加竹沥、南星；痛加香附、木香；血虚加四物；大便秘加桃仁、红花；小便秘加牛膝、泽泻；痛连臂加桂枝、威灵仙；痛连胁加胆草，随症通治，斯为善矣！但此气味苦寒，药力猛迅，若非下焦血分实热实湿，及非二便果不通利，妄用此药投治，其失匪轻，不可不知。此虽有类黄柏、地肤子，但黄柏之泻膀胱湿热，则并入肾泻火，味苦而不辛，此则辛苦兼见，性险而健，故于风水脚气等症兼理。地肤子之泻膀胱湿热，味苦而甘，力稍逊于黄柏，此则健险异常，有辛无甘，而为乱阶之首也。其一泻热与湿，而气味治功，各别如此……治风须用木防己，治水须用汉防己。"

【临床应用】传统用来治疗风湿病。本品可降低心肌收缩力、降低心脏收缩的自律性，为重要的抗心律失常药物；其扩张冠状动脉、增加强心苷的作用和毒性、改善心肌缺血、降压主要通过扩张血管实现，对心脏和神经递质有广泛而复杂的作用；可保护缺血的脑细胞，降低肺循环的压力，用于肺动脉高压、抗炎、抗组胺；可拮抗Ⅰ、Ⅱ、Ⅲ、Ⅳ型过敏反应，对肥大细胞脱颗粒有阻断作用，阻止花生四烯酸转化成前列腺素，这和非甾体抗炎药作用机制一致；对血小板聚集的抑制作用、抗硅沉着病（矽肺）作用可用于肺间质纤维化；还有解热镇痛、抗癌、肌松、松弛子宫平滑肌作用，有一定毒性。粉防己是一个极为值得关注的药物，主要的药理作用是在心血管方面有强心和抗心律失常作用。在自身免疫病中主要是抗炎、抗过敏作用。尤其值得关注的是对呼吸系统的作用，包括抗矽肺、减轻肺水肿和改善呼吸功能的作用，所以在肺间质疾病治疗中有较大的空间。

《中药大辞典》将广防己和粉防己同列入防己中，应用也大致相同，以往似乎未重视两者的区别。《本草求真》载："治风须用木防己，治水须用汉防己。"广防己又称木防己、防己马兜铃，含马兜铃酸，有很强的肾毒性，现在临床已经很少应用。

【用法用量】内服，煎汤，6～10g；或入丸、散。

3. 苦参

本品为豆科多年生落叶亚灌木植物苦参的根，又名野槐、好汉枝、苦骨、地骨、地槐、山槐子。

【性味归经】苦，寒。入心、肝、胃、大肠、膀胱经。

【功效】清热燥湿，祛风杀虫，利尿。

（1）用治湿热痹，常与猪苓、泽泻、茵陈等配伍，如当归拈痛汤；或加于四妙丸方中，效佳。

（2）用于湿热所致的黄疸、泻痢、带下、小便不利等症。

（3）用于湿疹皮肤疹痒、脓疱疮、疥癣麻风诸症。

【古籍摘要】

《本草衍义补遗》："苦参，能峻补阴气，或得之而致腰重者，因其气降而不升也，非伤肾之谓也。其治大风有功，况风热细疹乎。"

《本草纲目》："苦参、黄柏之苦寒，皆能补肾，盖取其苦燥湿，寒除热也。热生风，湿生虫，故又能治风杀虫。惟肾水弱而相火胜者，用之相宜。若火衰精冷，真元不足，及年高之人不可用也。张从正亦云，凡药皆毒也，虽甘草、苦参，不可不谓之毒。久服则五味各归其脏，必有偏胜气增之患，诸药皆然，学人当触类而长之可也。至于饮食亦然。又按《史记》云，太仓公淳于意医齐大夫病龋齿，灸左手阳明脉，以苦参汤日漱三升，出入慎风，五六日愈，此亦取其去风气湿热杀虫之义。"

《本草汇言》："姚斐成云，苦参，祛风泻火，燥湿去虫之药也。前人谓苦参补肾补阴，其论甚谬。盖此药味苦气腥，阴燥之物，秽恶难服，惟肾气实而湿火胜者宜之；若火衰精冷，元阳不足，及年高之人，胃虚气弱，非所宜也。况有久服而致腰重者，因其专降而不升，实伤肾之谓也，何有补肾补阴之功乎？"

《神农本草经百种录》："苦参，专治心经之火，与黄连功用相近。但黄连似去心脏之火为多，苦参似去心腑小肠之火为多，则以黄连之气味清，而苦参之气味浊也。按补中二字，亦取其苦以燥脾之义也。"

《滇南本草》："凉血，解热毒，疗癫，脓窠疮毒最良。疗皮肤瘙痒，血风癣疮，顽皮白屑，肠风下血，便血。消风，消肿毒，消痰毒。"

【临床应用】

（1）用于治疗系统性红斑狼疮、白塞病、皮肌炎等出现蛋白尿、血管炎、溃疡等表现者。

（2）用于药物性皮疹，风湿病合并细菌、病毒感染，各种免疫性肝损害、病毒性肝损害。

（3）可用于心律失常、肠道疾病、肾脏疾病、阴道滴虫病、皮肤病、淋病、失眠、妇科疾病。

苦参煎剂的利尿作用显著，可作为治疗红斑狼疮性肾炎的主要药物。其免疫抑制作用、抑制迟发型免疫反应及抗过敏作用，是治疗结缔组织病的药理学基础。因其有强心、减慢心率作用，可用于心律失常。其用于治疗湿疹、真菌感染等皮肤病，取得了较好的效果。苦参口感极苦，少用有健胃作用，用量大时胃肠道刺激作用也不容忽视。有报道，其胃肠道反应率达 30% 以上，和黄连、苦豆草等一样，常常因味苦使患者不能坚持长期用药。

【用法用量】煎服，3～10g；外用适量。

【使用注意】本品苦寒伤胃、伤阴，脾胃虚寒及阴虚津伤者无热象忌用或慎用。反藜芦。

【现代研究】

（1）细胞毒作用：苦参生物碱具有丝裂原样细胞毒作用，能抑制细胞合成周期的 S 期，对癌细胞、正常细胞均有抑制作用，可作为免疫抑制药使用。

（2）抗病原微生物作用：抗结核杆菌、真菌、滴虫及多种细菌、病毒。

（3）实验结果表明，苦参碱提取物（1500mg/kg、750mg/kg）灌胃给药可明显抑制巴豆油所致的小鼠耳壳肿胀，可明显抑制琼脂、右旋糖酐、蛋清、甲醛所致大鼠足肿胀，说明具有抗急性炎症作用。苦参碱提取物（1500mg/kg、750mg/kg）灌胃给药可明显抑制棉球法所致大鼠肉芽肿的增生，说明具有抗慢性炎症的作用。总之，苦参碱提取物具有抗急性和慢性炎症的作用，其作用机制有待进一步探讨。

（4）以苦参注射液 2～4mL 在 3 处压痛敏感点注射，每日或隔日 1 次，3～7 次为 1 个疗程，治疗颞颌关节功能紊乱症 100 例，47 例痊愈，治愈率 47%，53 例症状基本消失或减轻，有效率 100%。

4. 地黄

本品为玄参科多年生草本植物地黄的新鲜或干燥块根。

【性味归经】生地黄甘，寒；熟地黄甘，微温。入肝、肾经（生地黄亦入心经）。

【功效】生地黄清热凉血，养阴生津。熟地黄滋阴补血，益精填髓。

【古籍摘要】

《名医别录》："大寒。主治妇人崩中血不止，及产后血上薄心、闷绝，伤身、胎动、下血，胎不落，堕坠、踠折，瘀血，留血，衄鼻，吐血，皆捣饮之。"

《药性论》："君。能补虚损，温中下气，通血脉。治产后腹痛，主吐血不止。又云生地黄，味甘，平，无毒。解诸热，破血，通利月水闭绝。不利水道，捣薄心腹，能消瘀血。病人虚而多热，加而用之。"

《日华子本草》："干地黄，助心胆气，安魂定魄，治惊悸，劳劣心肺损，吐血鼻衄，妇人崩中血运，助筋骨，长志。日干者，平，火干者，温。"

《开宝本草》："味甘、苦，寒，无毒。主男子五劳七伤，女子伤中、胞漏、下血，破恶血、溺血，利大小肠，去胃中宿食，饱力断绝，补五脏内伤不足，通血脉，益气力，利耳目。生者大寒。主妇人崩中血不止，及产后血上薄心闷绝，伤身胎动下血，胎不落；堕坠，踠折，瘀血，留血，衄鼻，吐血，皆捣饮之。"

【临床应用】

（1）用于肝肾亏虚引起的腰腿痹痛、筋骨实软等证。地黄长于补肾，故临床上常与杜仲、牛膝、桑寄生、狗脊等合用，治疗腰膝酸软疼痛，其痛隐隐，喜揉喜按者。若腰痛遇风寒湿而加重，可加防风、秦艽、细辛、肉桂等，如《备急千金要方》独活寄生汤，又如《妇人大全良方》三痹汤。肾虚腰痛的恢复期，可以六味地黄丸或肾气丸巩固疗效。治腰膝酸软，筋骨痿软，以地黄与龟甲、黄柏等滋阴降火药同用，如《丹溪心法》虎潜丸。上述各法，其生地黄或熟地黄的选用依辨证而异，若患者大便稀、畏寒甚，宜以熟地黄入方；若咽干便秘者，则宜选用生地黄。

（2）用于津伤口渴，内热消渴，肠燥便秘。治疗干燥综合征，证属肝肾阴虚型者，临床上常用生地黄，如杞菊地黄丸加味，以养肝滋肾，润燥明目，生津止渴。治疗各种内热烦渴，常与葛根、天花粉、五味子、沙参、麦冬、玉竹等合用。治疗热盛津亏，肠燥便秘，常以生地黄与玄参、麦冬同用，如《温病条辨》增液汤。

（3）用于阴虚内热，骨蒸劳热。治疗阴虚内热，生地黄常与地骨皮并用，如两地汤，或与知母、黄柏同用，如知柏地黄丸。治阴虚盗汗，可以生地黄、熟地黄并用，再加当归、黄芩、黄连、黄柏，即《兰室秘藏》当归六黄汤。治劳热燥咳，可以生地黄加人参、茯苓、白蜜等，如《洪氏集验方》琼玉膏。

（4）用于热入营血，斑疹吐衄。治疗外感热病引起的壮热神昏，口干舌绛，可以生地黄与玄参、金银花、黄连、连翘等同用，如《温病条辨》清营汤；如属余热未尽，或内伤虚热，可以生地黄与鳖甲、青蒿、知母等同用，如青蒿鳖甲汤；若见热毒斑疹，常以生地黄与牡丹皮、赤芍、水牛角等配伍。治疗血热妄行，热灼血络所致吐血、衄血、咯血等症，常以生地黄、生侧柏叶、生荷叶、生艾叶共用，即《妇人大全良方》四生丸。此外，治肺损吐血不止，又与鹿角胶同用，如《圣济总录》地黄饮。现代治上消化道出血，常以生地黄、川大黄同用，《太平圣惠方》亦载此方治吐血经日不止。

（5）用于血虚诸证。若气血两虚者，可于四物汤（用熟地黄）内加入人参、黄芪，即《兰室秘藏》圣愈汤；或与四君子汤合方组成八珍汤，或再加肉桂、黄芪为十全大补汤，此宜于疮疡溃后、大病初愈，或妇女产后、经期后，以及气血亏虚引起的心烦失眠、身腹虚痛等症状。

（6）临床在风湿病方面多用于以下情况：

①风湿免疫病过程中出现的发热，如犀角地黄汤。

②阴虚内热型的风湿病关节疼痛，如防己地黄汤。

③系统性红斑狼疮、结节性多动脉炎等出现的皮肤瘀点、瘀斑，如化斑汤。

④风湿免疫病发热，或干燥综合征、系统性红斑狼疮出现的津液亏损、口干、便秘等，如增液汤。

⑤风湿病过程中出现的肺、肾损害，如百合固金汤。

⑥自身免疫病过程中出现肝损害、肝功能异常，或使用免疫抑制剂出现肝损害者。

⑦系统性红斑狼疮、干燥综合征出现血液系统损害者。

⑧狼疮性肾炎及其他风湿病导致的肾功能损害，包括肾小球损害出现

蛋白尿和肾小管损害者。

⑨长期使用激素出现的骨丢失、骨质疏松及骨坏死，如地黄饮子。

⑩激素减量过程中，防止肾上腺皮质功能减退反弹，如大补阴丸。

【用量用法】9～15g，水煎服，或作丸、散、膏、酒剂。

【使用注意】脾虚湿滞腹满便溏者慎用。

【现代研究】生地黄主要含甾醇类和多糖类成分，具有调节免疫功能的作用；生地黄甾体类成分对肾上腺皮质束状带、网状带的萎缩有保护作用；生地黄具有抗炎和降温作用。熟地黄有免疫调剂作用，能促进巨噬细胞的吞噬功能，地黄多糖 B 能明显提高正常小 T 细胞的增殖反应能力，促进 IL-2 的分泌。同时，熟地黄能抑制体液免疫。此外，熟地黄对肾上腺皮质功能和性腺功能有促进作用，并可刺激骨髓，加速造血干细胞增殖、分化，具有显著的生血作用。地黄煎剂具有止血、收敛、减少渗出、抗菌消炎、利胆等作用。地黄有类肾上腺皮质糖激素样的抗炎作用。房定亚治疗风湿关节炎，遇有发热汗出，烦躁心慌，伴有周身关节游走性疼痛，血沉快，抗"O"高，或红斑者，多重用生地黄至30g。

5. 赤芍

赤芍为毛茛科多年生草本植物赤芍或川赤芍的干燥根。

【性味归经】苦，微寒。入肝经。

【功效】清热凉血，活血祛瘀。

【古籍摘要】

（1）论赤芍止痛

①陶弘景："芍药赤者小利，俗方以止痛，乃不减当归。"（《本草经集注》）

②李东垣："赤芍药破瘀血而疗腹痛，烦热亦解。仲景方中多用之者，以其能定寒热，利小便也。"（《用药法象》）

（2）论赤芍为肝家血分要药

①缪希雍："木芍药色赤，赤者主破散，主通利，专入肝家血分，故主邪气腹痛。其主除血痹、破坚积者，血瘀则发寒热，行血则寒热自止，血

痹疝瘕皆血凝滞而成，破凝滞之血，则痹和而疝瘕自消。凉肝故通顺血脉，肝主血，入肝行血，故散恶血，逐贼血。营气不和则逆于肉里，结为痈肿，行血凉血，则痈肿自消。妇人经行属足厥阴肝经，入肝行血，故主经闭。肝开窍于目，目赤者肝热也，酸寒能凉肝，故治目赤。肠风下血者，湿热肠血也，血凉则肠风自止矣。"（《本草经疏》）

②贾所学："赤芍，味苦能泻，带酸入肝，专泻肝火。盖肝藏血，用此清热凉血。入洞然汤，治暴赤眼；入犀角汤，清吐衄血。入神仙活命饮，攻诸毒热壅，以消散毒气；入六一顺气汤，泻大肠闭结，使血脉顺下。以其能主降，善行血滞，调女人之经，消瘀通乳；以其性禀寒，能解热烦，祛内停之湿，利水通便。较白芍味苦重，但能泻而无补。"（《药品化义》）

（3）论赤芍、白芍功效之异同

黄宫绣："赤芍与白芍主治略同，但白则有敛阴益营之力，赤则止有散邪行血之意；白则能于土中泻木，赤则能于血中活滞。故凡腹痛坚积，血痕疝瘕，经闭目赤，因于积热而成者，用此则能凉血逐瘀，与白芍主补无泻，大相远耳。"（《本草求真》）

【临床应用】

（1）用于凉血散瘀通络，治疗各种痹痛。治疗各种血热型的痹痛，例如椎间盘突出、腰肌横突综合征的急性期，症见痛有定处（或向下肢放射），患处红肿，而舌质黯红者，本品常与桃仁、红花、当归、川白芍、乳香、没药、五灵脂等同用。治疗毒热痹，如类风湿血管炎，本品常与金银花、牛膝、当归、生地黄、玄参、白花蛇舌草、毛冬青等共用。此外，基于"痛则不通"及"久病入络"的中医观念，临床常用赤芍来治疗脉络瘀阻型的痹痛，或痹痛迁延不愈者。

（2）用于各种血瘀疼痛。用治跌打损伤所致的筋骨肌肉瘀血肿痛，常配乳香、没药、血竭、土鳖虫等药。用治痈肿疮毒红肿热痛，常与金银花、连翘、栀子等清热解毒药合用。用治血热瘀滞，闭经痛经，常与益母草、丹参、泽兰等同用。治血瘀癥瘕，可与桂枝、茯苓、牡丹皮、桃仁同用，即《金匮要略》桂枝茯苓丸。《医林改错》则以赤芍用于桃红四物汤中为基础，配伍四逆散及桔梗、牛膝为血府逐瘀汤，主治胸中血瘀证；配伍延胡索、肉桂、蒲黄、五灵脂等为少腹逐瘀汤，主治少腹瘀血疼痛；配伍秦艽、羌活、没药、五灵脂、香附、牛膝、地龙等为身痛逐瘀汤，主治血瘀痹阻于经络而致的肢体痹痛或关节疼痛等症。

（3）用于外感温热病，斑疹不透。本品能清热凉血散瘀，可配生地黄、牡丹皮等同用，治温邪入营，发热舌绛，斑疹紫黯等症，如《备急千金要方》犀角地黄汤。又可配紫草、蝉蜕、甘草、木通等药，治血热毒盛而致斑疹透发不畅、色不红活等，如《张氏医通》紫草快斑汤。

（4）用于热入血分，迫血妄行所致吐衄、肠风下血等症。

（5）用于肝火上攻，目赤肿痛，目生翳膜。

（6）用于通小便，利五淋。

【用量用法】6～12g，水煎服，或入丸、散。

【使用注意】不宜与藜芦同用。

【现代研究】赤芍总苷能显著改善机体微循环状态，降低血清、血浆黏度，抑制 ADP 诱导的血小板凝聚，延长凝血酶原时间和活化部分凝血活酶时间。其对细胞免疫具有双向调节作用：既有抑制作用，也有增强作用。白芍拮抗环磷酰胺的免疫抑制作用，解热、抗炎作用强，促进干扰素及白介素生成。另外，还能降低肺动脉高压，降低门静脉高压，具有保肝、镇静、滋补强壮作用，对细胞免疫有一定的抑制作用，能调节抑制性 T 细胞的活性，与甲氨蝶呤合用有协同作用。

6. 白术

本品为菊科植物白术的干燥根茎，又名於术、冬术、浙术、种术。

【性味归经】味苦、甘，性温。归脾、胃经。

【功效】健脾益气，燥湿利水，止汗，安胎。

【古籍摘要】

《本草会编》："脾恶湿，湿胜则气不得施化，津何由生？故曰：膀胱者，津液之府，气化则能出焉。用白术以除其湿，则气得周流而津液生矣。"

《本草经疏》："术，其气芳烈，其味甘浓，其性纯阳，为除风痹之上药，安脾胃之神品。《本经》主风寒湿痹、死肌、痉、疸者，正以风寒湿三者合而成痹，痹者，拘挛而痛者是也。《经》曰，地之湿气，感则害人皮肉筋骨。死肌者，湿毒侵肌肉也。痉者，风寒乘虚客于肝、脾、肾所致也。疸者，脾胃虚而湿热瘀滞也。如上诸病，莫不由风寒湿而成，术有除此三邪之功，故能祛其所致之疾也。止汗、除热、消食者，湿热盛则自汗，湿邪客则发热，湿去而脾胃燥，燥则食自消，汗自止，热自除也。又主大风在身面者，术气芳烈而悍，纯阳之物也。风为阳邪，发于阳部，故主之也。风眩头痛目泪出者，阳虚则风客之而眩，痰厥则头痛，风热壅则目泪出也。消痰水，逐皮间风水、结肿，除心下急痛，及霍乱吐下不止者，湿客于胃则滞而生痰，客于脾则生水，脾虚湿胜，则为水肿，湿客中焦则心下急满，脾胃俱虚，则中焦不治，而湿邪客之，则为霍乱吐下不止也。利腰脐间血者，血属阴，湿为阴邪，下流客之，使腰脐血滞而不得通利，湿去则诸证无不愈矣。益津液，暖胃消谷嗜食者，湿去则胃强，而津液自生，寒湿散则胃自暖，邪去而脾胃健，则消谷而嗜食矣。术，《本经》无分别，陶弘景有赤、白二种，近世乃有苍、白之分，其用较殊，要之俱为阳草，故祛邪之功胜，而益阴之效亏，药性偏长，物无兼力，此天地生物自然之道也。凡病属阴虚，血少，精不足，内热骨蒸，日干唇燥，咳嗽吐痰，吐血，鼻衄、齿衄，咽塞便秘滞下者，法咸忌之。术燥肾而闭气，肝肾有动气者勿服。《刘涓子痈疽论》云：溃疡忌白术，以其燥肾而闭气，故反生脓作痛也。凡脏皆属阴，世人但知术能健脾，此盖指脾为正邪所干，术能燥湿，湿去则脾健，故曰补也。宁知脾虚而无湿邪者，用之反致燥竭脾家津液，是损脾阴也。何补之足云？此最易误，故特表而出之。"

《本草汇言》："白术，乃扶植脾胃，散湿除痹，消食除痞之要药也。脾虚不健，术能补之，胃虚不纳，术能助之。是故劳力内伤，四肢困倦，饮食不纳，此中气不足之证也；痼冷虚寒，泄泻下利，滑脱不禁，此脾阳乘陷之证也；或久疟经年不愈，或久痢累月不除，此胃虚失治，脾虚下脱之证也；或痰涎呕吐，眩晕昏眩，或腹满肢肿，面色萎黄，此胃虚不运，脾虚蕴湿之证也；以上诸疾，用白术总能治之。又如血虚而漏下不止，白术可以统血而收阴；阳虚而汗液不收，白术可以回阳而敛汗。大抵此剂能健脾和胃，运气利血。兼参、芪而补肺，兼杞、地而补肾，兼归、芍而补肝，兼龙眼、枣仁而补心，兼芩、连而泻胃火，兼橘、半而醒脾土，兼苍、朴可以燥湿和脾，兼天、麦亦能养肺生金，兼杜仲、木瓜，治老人之脚弱，兼麦芽、枳、朴，治童幼之疳症。黄芩共之，能安胎调气。枳实共之，能消痞除膨。君参、苓、藿、半，定胃寒之虚呕。君归、芎、芍、地，养血弱而调经。温中之剂无白术，愈而复发。溃疡之证用白术，可以托脓。"

【临床应用】

（1）用于自身免疫性疾病出现血液系统损害，白细胞减少者，或使用免疫抑制剂后白细胞数量减少者。

（2）用于风湿病患者长期使用非甾体抗炎药物导致胃肠道功能损害，出现慢性腹泻者。

（3）用于肠病性关节炎中医辨证属于脾虚者。

【用量用法】内服，煎汤，3～15g；或熬膏；或入丸、散。

【使用注意】急性胃肠道炎症，辨证属于湿热者慎用，或与清热燥湿药物黄芩、黄连等合用。白术能抑制唾液分泌，阴虚证型的干燥综合征患者不宜使用，阴虚兼有脾气亏虚腹泻者，宜与滋阴的石斛、麦冬同用。

【现代研究】

（1）本品能激活网状内皮细胞功能，增强巨噬细胞吞噬功能。

（2）本品能提高细胞免疫功能，增加 T 细胞表面 IL-2R 的表达，提高 IL-2 水平。

（3）本品能显著增强白细胞吞噬金黄色葡萄球菌的能力。

7. 天冬

本品为百合科植物天门冬的块根。

【性味归经】味甘、苦，性寒。归肺、肾经。

【功效】滋阴润燥，清肺降火。主燥热咳嗽，阴虚劳嗽，热病伤阴，内热消渴，肠燥便秘，咽喉肿痛。

【古籍摘要】

《名医别录》："保定肺气，去寒热，养肌肤，益气力，利小便，冷而能补。"

《日华子本草》："镇心，润五脏，益皮肤，悦颜色，补五劳七伤，治肺气并嗽，消痰、风痹热毒、游风、烦闷吐血。"

《本草汇言》："天门冬，润燥滋阴，降火清肺之药也。统理肺肾火燥为病，如肺热叶焦，发为痿躄，吐血咳嗽，烦渴传为肾消，骨蒸热劳诸证，在所必需者也。前人有谓除偏痹、强骨髓者，因肺热成痿，肾热髓枯，筋槁不荣而成偏痹者也。天门冬阴润寒补，使燥者润，热者清，则骨髓坚强，偏痹可利矣。然必以元虚热胜者宜之。"

《备急千金要方》："治虚劳绝伤，老年衰损羸瘦，偏枯不遂，风湿不仁，冷痹，心腹积聚，恶疮，痈疽肿癞……亦治阴痿、耳聋、目暗。"

【临床应用】

（1）用于干燥综合征出现眼干、口干、咽干者。

（2）用于风湿病合并心衰、高血压者。

（3）用于风湿病出现呼吸系统感染，如咳嗽、咳痰者。

【用量用法】内服：煎汤，6～15g；熬膏，或入丸、散。外用：适量，鲜品捣敷或捣烂绞汁涂。

【使用注意】脾虚湿滞、大便溏薄者慎用。

【现代研究】

（1）本品可抑制体液免疫，对 B 淋巴细胞有抑制作用。

（2）本品可增强单核巨噬细胞的功能。

（3）本品可扩张外周血管，降血压，增强心肌收缩，具有强心作用。

（4）本品具有镇咳平喘作用，还有一定的抑菌作用。

8. 白花蛇舌草

本品为双子叶茜草科植物白花蛇舌草的带根全草。

【性味归经】苦、甘、寒；无毒。归心、肝、脾、大肠经。

【功效】清热解毒，利湿。主肺热喘咳，咽喉肿痛，肠痈，疖肿疮疡，毒蛇咬伤，热淋涩痛，水肿，痢疾，肠炎，湿热黄疸，癌肿。

【古籍摘要】

《潮州志·物产志》："茎叶榨汁饮服，治盲肠炎，又可治一切肠病。"

《广西中药志》："治小儿疳积，毒蛇咬伤，癌肿。外治白泡疮，蛇癞疮。"

《闽南民间草药》："清热解毒，消炎止痛。"

《泉州本草》："清热散瘀，消痈解毒。治痈疽疮疡，瘰疬。又能清肺火，泻肺热。治肺热喘促、嗽逆胸闷。"

《广西中草药》："清热解毒，活血利尿。治扁桃体炎，咽喉炎，阑尾炎，肝炎，痢疾，尿路感染，小儿疳积。"

【临床应用】用于系统性红斑狼疮、皮肌炎、类风湿关节炎等病属热毒证者。

【用量用法】内服：煎汤，15～30g；熬膏，或入丸、散。外用：适量，鲜品捣敷或捣烂绞汁涂。

【使用注意】脾虚湿滞、大便溏薄者慎用。

【现代研究】

（1）本品可加强吞噬细胞的吞噬功能及细胞毒性 T 淋巴细胞的杀伤功能。

（2）本品有抗炎、抗感染作用。目前白花蛇舌草多用于恶性肿瘤的治疗研究，但也有医家以白花蛇舌草组方治疗 RA，并取得良好的疗效。有研究表明，采用MTT法检测白花蛇舌草对 RA 滑膜细胞干预前后细胞的增殖水平，发现白花蛇舌草有抑制 RA 滑膜细胞增殖的作用，且有一定的剂量依赖性，为临床应用提供了一定的理论基础。同时有研究表明，白花蛇舌草能抑制炎性细胞的迁移，显示很好的抗炎作用，提示对类风湿关节炎具有一定的防治作用。

9.黄芩

本品为唇形科植物黄芩的干燥根。

【性味归经】味苦，性寒。归肺、心、肝、胆、大肠经。

【功效】清热泻火，燥湿解毒，止血，安胎。主肺热咳嗽，热病高热神昏，肝火头痛，目赤肿痛，湿热黄疸，泻痢，热淋，吐衄血，崩漏，胎热不安，痈肿疔疮。

【古籍摘要】

《神农本草经》："主诸热黄疸，肠澼，泄利，逐水，下血闭，（治）恶疮，疽蚀，火疡。"

《名医别录》："主治痰热，胃中热，小腹绞痛，消谷，利小肠，女子血闭，淋露下血，小儿腹痛。"

《滇南本草》："上行泻肺火，下行泻膀胱火，（治）男子五淋，女子暴崩，调经清热，胎有火热不安，清胎热，除六经实火实热。"

《本草纲目》："治风热湿热头疼，奔豚热痛，火咳，肺痿喉腥，诸失血。"

《本草汇言》："清肌退热，柴胡最佳，然无黄芩不能凉肌达表。上焦之火，山栀可降，然舍黄芩不能上清头目……所以方脉科以之清肌退热，疮疡科以之解毒生肌，光明科以之散热明目，妇女科以之安胎理经，此盖诸科半表半里之首剂也。"

《本草正》："枯者清上焦之火，消痰利气，定喘嗽，止失血，退往来寒热，风热湿热，头痛，解瘟疫，清咽，疗肺痿肺痈，乳痈发背，尤法肌表之热，故治斑疹，鼠瘘，疮疡，赤眼；实者凉下焦之热，能除赤痢，热蓄膀胱，五淋涩痛，大肠闭结，便血、漏血。"

【临床应用】

（1）用于系统性红斑狼疮等结缔组织病、过敏性疾病、皮肤病患者。

（2）用于自身免疫病合并细菌、病毒感染者。

（3）用于风湿病出现肝损害或使用免疫抑制剂导致肝酶升高、黄疸者。

【用量用法】内服：煎汤，3～9g；或入丸、散。外用：适量，煎水洗；或研末调敷。

【使用注意】黄芩苦寒，脾胃虚弱者不宜久用，需配伍健脾和胃药使用，以免损伤脾胃功能。

【现代研究】

（1）抗炎作用：黄芩苷、黄芩素对关节炎症有抑制作用，作用机制与青霉胺相似，但无不良反应。

（2）抗菌、抗病毒作用：黄芩黄酮具有广谱抗菌、抗病毒作用。

（3）抗变态反应作用：黄芩对各型变态反应均有抑制作用，尤其对Ⅰ型变态反应作用最强，能抑制肥大细胞酶激活系统对组胺的释放，治疗过敏性哮喘。

（4）保肝利胆作用：黄芩黄酮能降低升高的转氨酶，黄芩苷、黄芩素能促进胆汁分泌，使血中过高的胆红素降低。

10.青蒿

本品为菊科植物黄花蒿的全草。

【性味归经】味苦、微辛，性寒。归肝、胆经。

【功效】清热解暑，除蒸，截疟。用于暑邪发热，阴虚发热，夜热早凉，骨蒸劳热，疟疾寒热，湿热黄疸。

【古籍摘要】

《本草新编》："青蒿，专解骨蒸劳热，尤能泻暑热之火……泻火热而不耗气血，用之以佐气血之药，大建奇功。可君可臣，而又可佐使，无不宜也。但必须多用，因其体既轻，而性兼补阴，少用转不得力……青蒿之退阴火，退骨中之火也，然不独退骨中之火，即肌肤之火，未尝不其泻之也，故阴虚而又感邪者，最宜用耳……青蒿最宜沙参、地骨皮共用，则泻阴火更捷，青蒿能引骨中之火，行于肌表，而沙参、地骨皮只能凉骨中之火，而不能外泄也。"

《本经逢原》："青蒿亦有两种，一种发于早春，叶青如绵茵陈，专泻丙丁之火，能利水道，与绵茵陈之性不甚相远；一种盛于夏秋，微黄似地肤子，为少阳、厥阴血分之药，茎紫者为良。"

《重庆堂随笔》："青蒿，专解湿热，而气芳香，故为湿温疫疠要药。

又清肝、胆血分之伏热，故为女子淋带、小儿痫痉疳匿神剂，本草未言，特为发之。"

《医林纂要》："清血中湿热，治黄疸及郁火不舒之证。"

【临床应用】

（1）本品可治疗发热，用于感染性、免疫性发热。

（2）用于系统性红斑狼疮活动期、皮肌炎、类风湿关节炎活动期。

（3）用于免疫性血管炎、红斑、皮疹、血管炎等。

【用量用法】内服：煎汤，6～15g，治疟疾可用20～40g，不宜久煎；鲜品用量加倍，水浸绞汁饮；或入丸、散。外用：适量，研末调敷；或鲜品捣敷；或煎水洗。

【现代研究】

（1）免疫调节作用：青蒿素能增强巨噬细胞的吞噬作用，对皮质激素所致免疫功能低下者，可提高淋巴细胞转化率。青蒿琥酯能提高补体水平。蒿甲醚能降低免疫球蛋白含量，促进Ts细胞增殖功能。青蒿素对细胞免疫功能具有双向调节作用，对体液免疫功能有抑制作用。

（2）抗炎、抗菌、抗病毒作用，抗疟作用，抗癌作用。

11. 麦冬

本品为百合科植物沿阶草的块根。

【性味归经】甘、微苦，寒。归肺、胃、心经。

【功效】滋阴润肺，益胃生津，清心除烦。主肺燥干咳，肺痈，阴虚劳嗽，津伤口渴，消渴，心烦失眠，咽喉疼痛，肠燥便秘，血热吐衄。

【古籍摘要】

《神农本草经》："主心腹结气，伤中伤饱，胃络脉绝，羸瘦短气。"

《名医别录》："疗身重目黄，心下支满，虚劳客热，口干烦渴，止呕吐，愈痿蹶，强阴益精，消谷调中，保神，定肺气，安五脏，令人肥健。"

《药性论》："治热毒，止烦渴，主大水面目肢节浮肿，下水。治肺痿吐脓，主泄精。"

《本草拾遗》："治寒热体劳，下痰饮。"

《日华子本草》："治五劳七伤，安魂定魄，时疾热狂，头痛，止嗽。"

《本草衍义》："治心肺虚热。"

《本草新编》："麦门冬，泻肺中之伏火，清胃中之热邪，补心气之劳伤，止血家之呕吐，益精强阴，解烦止渴，美颜色，悦肌肤。退虚热神效，解肺燥殊验，定嗽咳大有奇功。真可恃之为君，而又可藉之为臣使也。但世人未知麦冬之妙，往往少用之而不能成功，为可惜也。不知麦冬必须多用，力量始大。盖火伏于肺中，烁干内液，不用麦冬之多，则火不能制矣。热炽于胃中，熬尽其阴，不用麦冬之多，则火不能息矣……更有膀胱之火，上逆于心胸，小便点滴不能出。人以为小便火闭，由于膀胱之热也，用通水之药不效，用降火之剂不效，此又何故乎？盖膀胱之气，必得上焦清肃之令行，而火乃下降，而水乃下通。夫上焦清肃之令禀于肺也，肺气热，则肺清肃之令不行，而膀胱火闭，水亦闭矣。故欲通膀胱者，必须清肺金之气，清肺之药甚多，皆有损无益，终不若麦冬清中有补，能泻膀胱之火，而又不损膀胱之气，然而少用之，亦不能成功。盖麦冬气味平寒，必多用之而始有济也。"

【临床应用】

（1）治疗干燥综合征、系统性红斑狼疮、皮肌炎等属于阴虚内热者。

（2）用于干燥综合征口干、眼干者，常与沙参、白芍配伍。

（3）用于自身免疫病出现的间质性肺炎。

（4）用于自身免疫病出现心肌损害者。

【用量用法】内服：煎汤，6～15g；或入丸、散、膏。外用：适量，研末调敷；煎汤涂；或鲜品捣汁搽。

【注意事项】虚寒泄泻、湿浊中阴、风寒或寒痰咳喘者均禁服。

【现代研究】

（1）免疫调节作用：麦冬能增强巨噬细胞的吞噬作用，对非特异性免疫功能和细胞免疫功能有增强作用，能抑制抗体形成，对体液免疫功能有抑制作用。

（2）麦冬含有的黏多糖能促进腺体分泌。

（3）本品有轻微的抑菌作用，还能抑制迟发型超敏反应。

（4）本品能促进胰岛功能，从而有轻微血糖调节作用。

（5）本品有强心作用。

12. 沙参

本品为桔梗科植物沙参、杏叶沙参、轮叶沙参、云南沙参、泡沙参及其同属数种植物的根，又名白沙参、苦心、识美、虎须、土人参、志取、文虎、文希、羊婆奶。

【性味归经】味甘、微苦，性微寒。归肺、胃经。

【功效】养阴清热，润肺化痰，益胃生津。主阴虚久咳，劳嗽痰血，燥咳痰少，虚热喉痹，津伤口渴。

【古籍摘要】

《神农本草经》："主血积惊气，除寒热，补中益肺气。"

《名医别录》："疗胃痹心腹痛，结热邪气，头痛，皮间邪热，安五脏，补中。"

《药性论》："能去皮肌浮风，疝气下坠，治常欲眠，养肝气，宣五脏风气。"

《日华子本草》："补虚，止惊烦，益心肺，并（治）一切恶疮疥癣及身痒，排脓消肿毒。"

《本草纲目》："清肺火，治久咳肺痿。"

《玉楸药解》："清肺气，生肾水，涤心胸烦热，凉头目郁蒸，治瘰疬斑疹，鼻疮喉痹，疡疮热痛，胸膈燥渴，溲便红涩，膀胱癃闭。"

《饮片新参》："清肺养阴，治虚劳咳呛痰血。"

【临床应用】

（1）用于治疗干燥综合征、系统性红斑狼疮、皮肌炎等出现间质性肺炎、肺纤维化，属于阴虚内热者。

（2）用于风湿病合并胃炎、胃溃疡、肝损害，辨证属于胃阴虚者。

（3）用于白塞病、红斑狼疮口腔溃疡者。

【用量用法】内服：煎汤，10～15g，鲜品15～30g，或入丸、散。

【注意事项】

《本草经集注》："恶防己，反藜芦。"

《本草经疏》："脏腑无实热，肺虚寒客之作嗽者，勿服。"

【现代研究】

（1）北沙参具有免疫抑制作用，对T细胞和B细胞有明显的抑制作用，并抑制小鼠迟发型超敏反应。南沙参对细胞免疫和非特异性免疫作用均有增强，可增加胸腺内淋巴细胞数量，提高腹腔巨噬细胞的吞噬作用。

（2）南沙参具有镇咳、祛痰作用，北沙参具有较弱的退热作用和抗炎、抗菌作用。

（3）北沙参具有抗溃疡作用，使胃液和胃蛋白酶降低，并使胃液中的PGE$_2$含量显著提高。

13. 黄芪

本品为豆科多年生草本植物蒙古黄芪或膜荚黄芪的根。

【性味归经】味甘，性温。入肺、脾经。

【功效】生用：益卫固表，利水消肿，托毒，生肌。治自汗，盗汗，血痹，浮肿，痈疽不溃或溃久不敛。炙用：补中益气。治内伤劳倦，脾虚泄泻，脱肛，气虚血脱，崩漏，及一切气衰血虚之证。

【古籍摘要】

《神农本草经》："主痈疽，久败疮，排脓止痛，大风痼疾，五痔，鼠瘘，补虚，小儿百病。"

《名医别录》："主妇人子藏风邪气，逐五脏间恶血，补丈夫虚损，五劳羸瘦。止渴，腹痛，泄痢，益气，利阴气。"

《药性论》："治发背。内补，主虚喘，肾衰，耳聋，疗寒热。生陇西者下补五脏。蜀白水赤皮者，治客热。"

《汤液本草》："治气虚盗汗并自汗，即皮表之药；又治肤痛，则表药可知；又治咯血，柔脾胃，是为中州药也；又治伤寒尺脉不至，又补肾脏元气，为里药。是上中下内外三焦之药。"

《日华子本草》："助气壮筋骨，长肉补血，破癥癖，治瘰疬，瘿赘，肠风，血崩，带下，赤白痢，产前后一切病，月候不匀，消渴，痰嗽；并治头风，热毒，赤目等。""白水芪，排脓治血，及烦闷，热毒，骨蒸劳，功次黄芪；赤水芪，治血，退热毒，余功用并同上；木芪治烦，排脓力微宁黄芪，遇缺即倍用之。"

《医学启源》："治虚劳自寒（"寒"一作"汗"），补肺气，实皮毛，泻肺中火，脉弦自汗，善治脾胃虚弱，疮疡血脉不行，内托阴证，疮疡必用之药。"

《本草备要》："生用固表，无汗能发，有汗能止。温分肉，实腠理，泻阴火，解肌热。炙用补中，益元气，温三焦，壮脾胃。生血生肌，排脓内托，疮痈圣药。痘症不起，阳虚无热者宜之。"

《医学衷中参西录》："能补气，兼能升气，善温胸中大气（即宗气）下陷。《本经》谓主大风者，以其与发表药同用，能祛外风，与养阴清热药同用，更能熄内风也。"

【临床应用】

（1）用于自身免疫病长期低热不退，证属气虚发热者。

（2）用于自身免疫性肾损害、水肿、蛋白尿、肾衰竭者。

（3）用于各种免疫病等致血细胞减少症及风湿病体虚自汗乏力者。

（4）用于血管炎等致溃疡久不收口者或慢性感染者。

【用量用法】10～15g，大剂量可用至30～60g。补气升阳宜蜜炙用，益卫固表、行水消肿、托毒生肌等宜生用。亦入丸、散剂，熬膏服，或切片，合鸡、鸭、鸽子、猪蹄等食物炖服。

【注意事项】

（1）系统性红斑狼疮等疾病活动期有实邪者，不宜使用黄芪；若虚实夹杂，应配伍祛邪药，扶正与祛邪兼顾。

（2）体液免疫亢进者，免疫球蛋白升高，抗体高滴度者，使用黄芪应与免疫抑制剂配合使用。

（3）有临床报道，黄芪过量可引起头晕、胸闷、失眠等症，或引起皮疹、瘙痒等过敏反应，重者出现过敏性休克，临床应用时应加以注意。

【现代研究】

（1）本品具有免疫调节和免疫促进作用，能显著提高腹腔巨噬细胞的功能。

（2）本品可诱导抗原刺激后的 $CD4^+T$ 细胞发生凋亡，诱导生成 IL-2，能显著增强小鼠脾淋巴细胞 IL-2 活性，同时可以促进肿瘤坏死因子和干扰素的产生，具有促进细胞免疫的作用。

（3）本品提高血浆内 IgG、IgA、IgM、IgE 的水平，增强体液免疫。

（4）黄芪对心肌细胞有明显的保护作用，黄芪皂苷对离体鼠心有正性肌力作用，并能抗心律失常、扩张冠状动脉和外周血管，降低血压，改善贫血动物血象，降低血小板黏附率，减少血栓形成。

（5）黄芪具利尿、消除蛋白尿的作用，能治疗动物增殖性肾炎，肾毒血清性肾炎肾病。

（6）黄芪具镇静作用，能加强小鼠学习记忆和记忆的巩固，黄芪苷具镇静、镇痛作用。

（7）黄芪、黄芪多糖具有抗疲劳、抗缺氧、抗辐射、耐低温和耐高温作用。

（8）黄芪有保护肝脏、促进肝糖原合成、促进白蛋白合成的作用。

14. 水牛角

本品为牛科动物水牛的角。

【性味归经】味苦、咸，性寒。归心、肝经。

【功效】清热，解毒，凉血，定惊。主热病头痛，高热神昏，发斑发疹，吐血、衄血，瘀热发黄，小儿惊风及咽喉肿痛，口舌生疮。

【古籍摘要】

《名医别录》："疗时气寒热头痛。"

《日华子本草》："煎，治热毒风并壮热。"

《本草纲目》："治淋，破血。"

《陆川本草》："凉血解毒，止衄。治热病昏迷，麻痘斑疹，吐血，衄血，血热，溺赤。"

《四川中药志》："治风热头痛，喉头红肿，小儿惊风及吐血。"

【临床应用】用于治疗系统性红斑狼疮、白塞病、皮肌炎、结节性多动脉炎等风湿病具有血管炎表现者，激素减量时亦可应用。

【用量用法】内服：煎汤，15～30g，大剂量60～120g，先煎3小时以上；研末，每次3～9g；水牛角浓缩粉，每次1.5～3g。外用：适量，研末掺或调敷。

【注意事项】中虚胃寒者慎服。大量服用，常有上腹部不适、恶心、腹胀、食欲不振等副作用。

【现代研究】本品具有抗内毒素、抗炎、镇静、强心作用，并增强肾上腺皮质功能，调节免疫。水牛角提取物（1g/mL）及50%水牛角煎剂可增强心脏收缩力，静脉注射水牛角提取物有降压及负性心率作用。注射水牛角提取物后，淋巴小结和脾脏小结都有增生活跃现象，骨髓中出现髓细胞减少，另外，血小板计数增加，凝血时间缩短，毛细血管通透性降低。水牛角还能使血清总胆固醇下降，使高密度脂蛋白胆固醇升高。此外，水牛角有兴奋垂体肾上腺皮质系统及兴奋肠道平滑肌的作用。

15. 穿山龙

本品为薯蓣科薯蓣属植物穿龙薯蓣，以根状茎入药，又名穿地龙、地龙骨、金刚骨、鸡骨头、野山药。

【性味归经】味苦，性平。归肝、肺经。

【功效】祛风除湿，活血通络，止咳。主风湿痹痛，肢体麻木，胸痹心痛，慢性气管炎，跌打损伤，疟疾，痈肿。

【古籍摘要】

《东北药植志》："舒筋活血，治腰腿疼痛，筋骨麻木。"

《山东中药》："治风寒湿痹。"

《陕西中草药》："治咳嗽，风湿性关节炎，大骨节病关节痛，消化不良，疟疾，跌打损伤，痈肿恶疮。"

【临床应用】

（1）祛风止痛：穿山龙祛风止痛，舒筋活络，适用于风湿痹痛、肌肤麻木、筋骨疼痛、关节屈伸不利、腰痛、跌打损伤等病症。可单用煎服或浸酒服，若与川芎、伸筋草等活血通络之品配伍，则疗效更为显著。

（2）益心降脂：穿山龙适用于高脂血症、脑动脉硬化症、高血压、冠心病、心绞痛、心肌梗死等老年常见病。有强心、降压、降脂、改善记忆、提高工作能力的效果。

【用量用法】内服：煎汤，0.5～1两（鲜者1～2两）；或浸酒。外用：鲜品捣敷。

【现代研究】

（1）穿山龙含薯蓣皂苷、纤细皂苷等多种甾体皂苷，总皂苷水解后生成薯蓣皂苷元，此外还含有尿囊素、淀粉、延龄草皂苷等。

（2）穿山龙有强心降压、增加冠脉血流量、降低心肌耗氧量、改善心肌缺血、降低血浆胆固醇、抗粥样硬化斑块形成的作用。

16. 薏苡仁

本品为禾本科植物薏苡的种仁。

【性味归经】甘、淡、微寒。入脾、肺、肾经。

【功效主治】利湿健脾，舒筋除痹，清热排脓。主水肿，脚气，小便淋沥，湿温病，泄泻带下，风湿痹痛，筋脉拘挛，肺痈，肠痈，扁平疣。

【古籍摘要】

《本草正》："薏苡，味甘淡，气微凉，性微降而渗，故能去湿利水，以其去湿，故能利关节，除脚气，治痿弱拘挛湿痹，消水肿疼痛，利小便热淋，亦杀蛔虫。以其微降，故亦治咳嗽唾脓，利膈开胃，以其性凉，故能清热，止烦渴、上气。但其功力甚缓，用为佐使宜倍。"

《药品化义》："薏米，味甘气和，清中浊品，能健脾阴，大益肠胃。主治脾虚泄泻，致成水肿，风湿筋缓，致成手足无力，不能屈伸。盖因湿胜则土败，土胜则气复，肿自消而力自生。取其入肺，滋养化源，用治上焦消渴，肺痈肠痈。又取其味厚沉下，培植下部，用治脚气肿痛，肠红崩漏。若咳血久而食少者，假以气和力缓，倍用无不效。"

《本草述》："薏苡仁，除湿而不如二术助燥，清热而不如芩、连辈损阴，益气而不如参、术辈犹滋湿热，诚为益中气要药。然其味淡，其力缓，如不合群以济，厚集以投，冀其奏的然之效也能乎哉？"

《本草新编》："薏仁最善利水，又不损耗真阴之气，凡湿盛在下体者，最宜用之。视病之轻重，准用药之多寡，则阴阳不伤，而湿病易去……故凡遇水湿之症，用薏仁一二两为君，而佐之健脾去湿之味，未有不速于奏效者也，倘薄其气味之平和而轻用之，无益也。"

《本经疏证》："论者谓益气、除湿、和中、健脾，薏苡与术略似，而不知有毫厘之差，千里之谬也。盖以云乎气，则术温而薏苡微寒。以云乎味，则术甘辛而薏苡甘淡。且术气味俱厚，薏苡气味俱薄，为迥不相侔也。此其义盖见于《金匮要略·痉湿暍病篇》，曰湿家身烦疼，当与麻黄加术汤，发其汗为宜，慎勿以火攻之。曰病者一身尽疼，发热日晡所剧者，此名风湿，此病伤于汗出当风，或久伤取冷所致也，可与麻黄杏仁薏苡甘草汤。夫身烦疼者，湿而兼寒；一身尽疼者，湿而兼风。寒从阴化，风从阳化。故身烦疼者，属太阳；发热日晡所剧者，属阳明。属太阳者宜发汗，属阳明者宜清热，发汗所以泄阳邪，清热所以折阳邪，质之以用术用桂者为发汗，薏苡则为清热矣。虽然，薏苡既治风湿，又主筋急拘挛，不能屈伸，彼风湿相搏，骨节疼烦，不得屈伸，风湿相搏，身体疼烦，不能自转侧，独不用薏苡何耶？夫适固言之矣，薏苡是治久风湿痹，非治暴风湿痹者也。然则麻黄杏仁薏苡甘草汤证，非暴病耶？玩汗出当风，久伤取冷之因，决知其似暴病，实非暴病也。发热日晡所剧。风与湿势将化热，故以薏苡合麻黄杏仁甘草，迎其机而夺之，彼风湿相搏者，上既冠以伤寒八九日，已可知其非久病，下出所治之方，或有取乎附子生姜，或有取乎附子桂枝，且俱用术，其不能杂入薏苡决矣。术与薏苡非相反相恶也，既用此即不用彼者，无他，术性急，薏苡性缓，合而用之，恐其应速，则嫌于缓，应迟，又伤于躁也。"

【用量用法】每服 10 ～ 30g。本品力缓，用量须大，宜久服。健脾炒用，其余生用。入汤、丸剂；亦可作羹、煮粥、饭食用。

【现代研究】薏苡仁油能抑制骨骼肌收缩，对离体兔血管，低浓度时收缩，高浓度时扩张；对离体兔小肠，小剂量时兴奋，大剂量时抑制。薏苡仁内酯对小肠有抑制作用；对小鼠有解热、降温、镇痛作用；可抑制实验动物心脏的收缩，并有减缓频率的作用。薏苡仁醇或水醇提物对实验动物一些癌细胞有一定抑制作用，有些成分可使细胞核分裂停止于中期。薏苡仁有抗炎和增强免疫功能的作用。薏苡仁内酯对兔有轻度降血糖作用。

17. 牛膝

本品为苋科植物牛膝的根。

【性味归经】甘、苦、酸，平。入肝、肾两经。

【功效】补肝肾，强筋骨，活血通经，引火下行，利尿通淋。

【主治】

（1）活血通经：牛膝适用于淋病、尿血、闭经、难产、胞衣不下、癥瘕、痈肿、喉痹、跌打损伤、牙痛、吐血、衄血、关节疼痛等病症。《陈日华经验方》地髓汤，以牛膝一味浓煎，治疗血淋；《证治准绳》牛膝汤，配当归、黄芩，治茎中痛、小便不通、妇人血结、腹部坚硬；《医学正传》三妙丸，配苍术、黄柏，治疗湿热性关节炎痹痛、两脚麻木等。

（2）补肝肾强筋骨：牛膝可用于肝肾不足所致的腰脊酸痛、四肢拘急麻木、两膝酸软无力、骨节疼痛、痿痹等病症。如《本草纲目》牛膝酒，以牛膝煎汁，和曲米酿酒，或切碎袋装浸酒，用以治疗痿痹、久疟，有补虚损、壮筋骨之效；牛膝补肝肾虚损之功效，可用于下元虚损的诸病症，如老年常见病消渴、中风、半身不遂等，有延年益寿的作用。如《经验后方》以牛膝为末，配生地黄汁，为蜜丸，空心温酒下，治疗下元虚损、消渴不止，久服壮筋骨、驻颜色、黑发、津液自生。

【古籍摘要】

《神农本草经》："主寒湿痿痹，四肢拘挛，膝痛不可屈伸，逐血气，伤热火烂，堕胎。"

《名医别录》："主伤中少气，男子阴消，老人失溺，补中续绝，填骨髓，除脑中痛及腰脊痛，妇人月水不通，血结，益精，利阴气，止发白。"

《药性论》："治阴痿，补肾填精，逐恶血流结，助十二经脉。"

《日华子本草》："治腰膝软怯冷弱，破癥结，排脓止痛，产后心腹痛并血运，落胎，壮阳。"

《本草衍义》："与苁蓉浸酒服，益肾；竹木刺入肉，捣烂罨之，即出。"

张元素："强筋。"

《本草衍义补遗》："能引诸药下行。"

《滇南本草》："止筋骨疼，强筋舒筋，止腰膝酸麻，破瘀坠胎，散结核，攻瘰疬，退痈疽、疥癞、血风、牛皮癣、脓窠。"

《本草纲目》："治久疟寒热，五淋尿血，茎中痛，下痢，喉痹，口疮，齿痛，痈肿恶疮，伤折。""所主之病，大抵得酒则能补肝肾，生用则能去恶血，二者而已。其治腰膝骨痛、足痿、阴消、失溺、久疟、伤中少气诸病，非取其补肝肾之功欤。其治癥瘕，心腹诸痛，痈肿恶疮，金疮折伤，喉齿淋痛，尿血，经候胎产诸病，非取其去恶血之功欤。"

《本草正》："主手足血热痿痹，血燥拘挛，通膀胱涩秘，大肠干结，补髓填精，益阴活血。"

《本草备要》："酒蒸则甘酸而温，益肝肾，强筋骨，治腰膝骨痛，足痿筋挛，阴痿失溺，久疟，下痢，伤中少气。生用则散恶血，破癥结，治心腹诸痛，淋痛尿血，经闭产难，喉痹齿痛，痈疽恶疮。"

【用量用法】怀牛膝以益肝肾、强壮筋骨为主，川牛膝则以活血化瘀、通经利尿为主。每服10～15g。可入汤、丸、散剂，亦可煎膏，浸酒服用。

【注意事项】凡中气下陷、脾虚泄泻、下元不固、梦遗失精、月经过多者及孕妇均忌服。

【现代研究】抗衰老和免疫增强作用是牛膝的两个特点。实验证明，怀牛膝所含甾体激素有明显的蛋白同化作用，有促进肝细胞蛋白质合成、PNA合成作用，并有降血糖、降胆固醇及缩短桑蚕龄期等作用，有利于延缓衰老。牛膝对麻醉动物如狗、猫、兔有降低血压的作用，并能兴奋呼吸，而无急速耐受现象。此外，尚有轻度利尿作用。小鼠腹腔注射牛膝煎剂，对腹腔注射酒石酸锑钾或醋酸产生的"扭转"疼痛，有止痛作用。

18. 黄精

本品为百合科植物黄精、囊丝黄精、热河黄精、滇黄精、卷叶黄精等的根茎。

【性味归经】甘，平。归脾、肺、肾经。

【功效主治】养阴润肺，补脾益气，滋肾填精。用于脾胃气虚，体倦乏力，胃阴不足，口干食少，肺虚燥咳，劳嗽咯血，精血不足，腰膝酸软，须发早白，内热消渴。

【古籍摘要】

《名医别录》："主补中益气，除风湿，安五脏。"

《日华子本草》："补五劳七伤，助筋骨，止饥，耐寒暑，益脾胃，润心肺。"

《滇南本草》："补虚添精。"

《本草纲目》："补诸虚，止寒热，填精髓，下三尸虫。"

《本草从新》："平补气血而润。"

《现代实用中药》："用于间歇热、痛风、骨膜炎、蛔虫、高血压。"

《四川中药志》："补肾润肺，益气滋阴。治脾虚面黄，肺虚咳嗽，筋骨酸痹无力，及产后气血衰弱。"

《湖南农村常用中草药手册》："补肾健脾，强筋壮骨，润肺生津。"

【临床应用】本品甘平质滋润，入肺、脾、肾经，既能滋肾阴、润肺燥，又能补脾阴、益脾气。治阴虚燥咳，劳嗽久咳，用之能滋肾阴、润肺燥而止咳；治脾胃虚弱之证，能补气而益阴；治肾经亏虚，腰膝酸软，头晕之证，用之能补肾而益精；治肾经亏虚，阴液不足之消渴证，用之又有补虚而止渴之效。因性质平和，作用缓慢，故多作久服滋补之品。

（1）用于自身免疫疾病合并结核患者，可提高机体免疫力。

（2）用于风湿病合并血液系统损害，红细胞、白细胞减少者。

（3）用于自身免疫病有心肌损害、高血压患者。

（4）用于自身免疫病合并糖尿病，辨证属于气虚无热者。

【用量用法】内服：煎汤，10～15g，鲜品30～60g；或入丸、散、熬膏。外用：适量，煎汤洗；熬膏涂；或浸酒搽。

【注意事项】中寒泄泻，痰湿痞满气滞者忌服。黄精具有抑制肾上腺皮质功能的作用。对于长期使用激素的患者，其肾上腺皮质功能已经处于抑制、减退甚至萎缩状态，此时不宜使用黄精。若必须使用，应与补肾药淫羊藿、巴戟天等同用。

【现代研究】

（1）本品能促进细胞免疫功能，促进淋巴细胞增殖反应，提高淋巴细胞转化率。

（2）本品能保护造血功能，提高红细胞膜 Na^+–K^+–ATP 酶的活性。

（3）本品能增加蛋白酶活性，提高心肌环磷酸腺苷的活性。

（4）本品具有抑制肾上腺皮质功能的作用。

（5）本品能抑制血管紧张素转化酶活性而降低血压。

（6）本品能抑制肝糖酵解功能。服黄精后血糖先升后降，因为黄精含多糖成分使血糖升高，后降血糖与其所含糖苷抑制糖酵解功能有关。

19. 石膏

本品为硫酸盐类矿物石膏的矿石。

【性味归经】辛、甘，寒；无毒。归肺、胃经。

【功效】解肌清热，除烦止渴。主热病壮热不退，心烦神昏，谵语发狂，口渴咽干，肺热喘急，中暑自汗，胃火头痛，胃火牙痛，热毒壅盛，发斑发疹，口舌生疮，痈疽疮疡，溃不收口，汤火烫伤。

【古籍摘要】

《神农本草经》："主中风寒热，心下逆气，惊喘，口干舌焦，不能息，腹中坚痛，产乳，金疮。"

《名医别录》："主除时气，头痛，身热，三焦大热，皮肤热，肠胃中膈热，解肌发汗，止消渴，烦逆，腹胀，暴气喘息，咽热。亦可作浴汤。"

《重庆堂随笔》："石膏，余师愚以为治疫主药，而吴又可专用大黄，谓石膏不可用，何也？盖师愚所谓者，暑热为病，暑为天气，即仲圣所谓清邪中上之疫也，又可所论者，湿温为病，湿为地气，即仲圣所云浊邪中下之疫也。清邪乃无形之燥火，故宜清而不宜下；浊邪乃有形之湿秽，故宜下而不宜清。二公皆卓识，可为治疫两大法门。"

《医学衷中参西录》："石膏，其性凉而能散，有透表解肌之力……《神农本草经》谓其微寒，则性非大寒可知。且谓其宜于产乳，其性尤纯良可知……医者多误认为大寒而煅用之，则宣散之性变为收敛（点豆腐者必煅用，取其能收敛也），以治外感有实热者，竟将其痰火敛住，凝结不散，用至一两即足伤人，是变金丹为鸩毒也。迨至误用煅石膏偾事，流俗之见，不知其咎在煅不在石膏，转谓石膏煅用之其猛烈犹足伤人，而不煅者更可知矣。于是一倡百和，遂视用石膏为畏途，即有放胆用者，亦不过七八钱而止。夫石膏之质甚重，七八钱不过一大撮耳。以微寒之药，欲用一大撮扑灭寒温燎原之热，又何能有大效。是以愚用生石膏以治外感实热，轻症亦必至两许；若实热炽盛，又恒重用至四五两，或七八两，或单用，或与他药同用，必煎汤三四茶杯，分四五次徐徐温饮下，热退不必尽剂。如此多煎徐服者，欲以免病家之疑惧，且欲其药力常在上焦、中焦，而寒凉不至下侵致滑泻也……《神农本草经》谓石膏治金疮，是外用以止其血也。愚尝用煅石膏细末，敷金疮出血者甚效。盖多年壁上石灰，善止金疮出血，石膏经煅与石灰相近，益见煅石膏之不可内服也。"

【临床应用】

（1）用于细菌、病毒感染引起的发热，对自身免疫病引起的发热、肿瘤引起的发热、过敏性发热等有良好的疗效。

（2）本品生津止渴，可用于干燥综合征口干、咽干，属于热盛伤津者。

（3）生石膏具有类似胰岛素增敏剂的作用，可应用于风湿病合并糖尿病的患者。

【用量用法】内服：煎汤，15～60g（大剂可用6～8两）；或入丸、散。外用：煅研撒或调敷。

【注意事项】本品性大寒，适用于里实热证。脾胃虚寒及阴虚内热者均当忌服或慎用。

【现代研究】

（1）清热作用：生石膏对人工发热动物具有一定的解热作用，而对正常体温无降低作用，这种解热作用起效快，但维持时间短，可能通过抑制体温中枢而达到降温作用，解热成分可能为硫酸钙以外的物质。但也有试验表明，生石膏的解热作用并不明显，石膏方的解热作用是药物协同作用的结果，石膏解热的有效成分是硫酸钙。

（2）抗炎作用：生石膏可减少血管通透性，具有抗炎作用。

（3）石膏能缩短凝血时间，抑制神经应激能力，减轻骨骼肌兴奋性，降低毛细血管通透性。

20. 龟甲

本品为龟科动物乌龟的甲壳（主要为腹甲）。

【性味归经】甘、咸，寒。主归肝、肾、心经。

【功效】滋阴潜阳，益肾健骨，固经止血，养血补心。治肾阴不足，骨蒸劳热，吐血，衄血，久咳，遗精，崩漏，带下，腰痛，骨痿，阴虚风动，久痢，久疟，痔疮，小儿囟门不合。

【古籍摘要】

《神农本草经》："主漏下赤白，破癥瘕，痎疟，五痔，阴蚀，湿痹，四肢重弱，小儿囟不合。"

《名医别录》："主头疮难燥，女子阴疮，及惊恚气，心腹痛，不可久立，骨中寒热，伤寒劳复，或肌体寒热欲死，以作汤良。久服益气资智，亦使人能食。"

《药性论》："灰治脱肛。"

《四声本草》："主风脚弱，炙之，末，酒服。"

《日华子本草》："治血麻痹。"

《日用本草》："治腰膝酸软，不能久立。"

朱震亨："补阴，主阴血不足，去瘀血，止血痢，续筋骨，治劳倦，四肢无力。"

《本草蒙筌》："专补阴衰，善滋肾损。"

《本草纲目》："治腰脚酸痛，补心肾，益大肠，止久痢久泄，主难产，消痈肿，烧灰敷臁疮。"

《医林纂要》："治骨蒸劳热，吐血，衄血，肠风痔血，阴虚血热之症。"

【临床应用】

（1）长期使用激素的自身免疫性疾病患者，其肾上腺皮质受到免疫抑制剂抑制，导致皮质功能减退，分泌水平低下，甚至萎缩。一旦激素减量或停用，则出现病情反跳。龟甲能促进肾上腺皮质功能，使血浆皮质醇升高，故停用激素的同时，应使用龟甲等药物，防止造成肾上腺皮质萎缩及停药反跳。

（2）使用免疫抑制剂导致白细胞、红细胞、血小板下降者，服用龟甲可促进骨髓造血功能，常与何首乌、熟地黄等同用。

（3）狼疮性肾炎出现低蛋白血症、水肿、腹水，使用龟甲、灵芝能减少蛋白尿，又能增加入血白蛋白，减少白蛋白分解。

【用量用法】内服：煎汤，10～30g；或入丸、散剂。外用适量。

【注意事项】孕妇或胃有寒湿者忌服。龟甲含有蛋白质和氨基酸的胶质成分，过敏体质者在使用过程中应注意观察，如有过敏反应则停用。

【现代研究】

（1）保护肾上腺功能：龟甲能保护肾上腺皮质功能并预防其萎缩，促进肾上腺皮质球状带、束状带细胞体积增大，提高肾上腺皮质的代偿功能。

（2）龟甲能提高性功能，促进生长发育。

（3）提高免疫功能：龟甲能提高单核巨噬细胞系统的功能，提高淋巴细胞转化率，对抗免疫抑制剂对细胞免疫功能的抑制作用，对白细胞下降有保护作用。

第二节　辨病用药

炎性肌病（多发性肌炎/皮肌炎）辨病特色用药见表6-1。

表 6-1 炎性肌病（多发性肌炎／皮肌炎）辨病特色用药

药品名称	药物组成	功能主治	用法用量	注意事项
雷公藤片	雷公藤提取物	抗炎及免疫抑制作用。主要用于治疗类风湿关节炎等	口服。1次1～2片，1日2～3次	1.孕妇忌用 2.心、肝、肾功能不全患者，严重贫血患者，胃及十二指肠活动性溃疡患者慎用 3.用药过程中应定期检查血、尿常规，肝、肾功能及心电图等，青年男性定期检查精液 4.因本药有一定的毒性，故不宜服用过量
雷公藤多苷片	雷公藤多苷	祛风解毒，除湿消肿，舒筋通络。有抗炎及抑制细胞免疫和体液免疫等作用。用于风湿热瘀，毒邪阻滞所致的类风湿关节炎、肾病综合征、白塞三联征、麻风反应、自身免疫性肝炎等	口服。按体重每1kg每日1～1.5mg，分3次饭后服用	1.儿童、育龄期有孕育要求者、孕妇和哺乳期妇女禁用 2.心、肝、肾功能不全者禁用；严重贫血、白细胞和血小板降低者禁用 3.胃、十二指肠溃疡活动期患者禁用 4.严重心律失常者禁用 5.宜饭后服用
昆明山海棠片	昆明山海棠	祛风除湿，舒筋活络，清热解毒。用于类风湿关节炎、红斑狼疮等	口服。1次3～5片，1日3次	1.孕妇、哺乳期妇女或患有肝脏疾病等严重全身疾病者禁用 2.处于生长发育期的婴幼儿、青少年及育龄期有孕育要求者不宜使用，或全面权衡利弊后遵医嘱使用 3.患有骨髓造血障碍疾病者禁用 4.胃、十二指肠溃疡活动期患者禁用 5.严重心律失常者禁用 6.为观察本品可能出现的不良反应，用药期间应注意定期随诊，检查、复查血、尿常规及心电图和肝肾功能

药品名称	药物组成	功能主治	用法用量	注意事项
昆仙胶囊	昆明山海棠、淫羊藿、枸杞子、菟丝子	补肾通络，祛风除湿。主治类风湿关节炎属风湿痹阻兼肾虚证者。症见关节肿胀疼痛，屈伸不利，晨僵，关节压痛，关节喜暖畏寒，腰膝酸软，舌质淡，苔白，脉沉细	口服。1次2粒，1日3次，饭后服用	1.孕妇、哺乳期妇女或患有肝、肾功能不全以及严重全身性疾病者禁用 2.处于生长发育期的婴幼儿、青少年及育龄期有生育要求者禁用，或全面权衡利弊后遵医嘱使用 3.患有骨髓造血障碍疾病者禁用 4.胃、十二指肠溃疡活动期患者禁用 5.严重心律失常者禁用 6.心功能不全者慎用 7.严重贫血及白细胞、血小板低下者禁用
昆仙胶囊				8.服药期间禁饮烈酒 9.为观察本品可能出现的不良反应，服药过程中定期随诊，检查、复查血、尿常规，心电图和肝肾功能
正清风痛宁片（缓释片、胶囊）	盐酸青藤碱	祛风除湿，活血通络，消肿止痛。用于风寒湿痹证。症见肌肉酸痛，关节肿胀、疼痛，屈伸不利，麻木僵硬等，以及风湿与类风湿关节炎具有上述证候者	片剂：口服。1次1～4片，1日3次 缓释片：口服。1次1～2片，1日2次 胶囊：口服。1次3粒，1日3次	1.孕妇或哺乳期妇女忌用 2.有哮喘病史及对青藤碱过敏者禁用 3.定期复查血象，并注意观察血糖和胆固醇
白芍总苷胶囊	白芍总苷	用于类风湿关节炎等	口服。1次2粒，1日2～3次	脾虚便溏者慎用

第三节　常用方剂

1.清瘟败毒饮

【出处】清·余师愚《疫疹一得》。

【组成】生石膏 15～60g，生地黄 9～30g，犀角（现以水牛角 30～60g 代）1～3g，黄连 3～9g，栀子 9g，桔梗 6g，黄芩 9g，知母 9g，赤芍 9g，玄参 9g，连翘 9g，甘草 6g，牡丹皮 9g，鲜竹叶 6g。

【用法】石膏先煎十余分钟后，再入余药同煎，犀角磨汁和服，或研末，或先煎兑入，分二次服。

【功效主治】清热泻火，凉血解毒。治湿热疫毒及系统性红斑狼疮、皮肌炎、斯蒂尔病等风湿病见一切火热气血两燔之证。症见高热狂躁，心烦不眠，或神昏谵语，头痛如劈，大渴引饮，咽痛干呕，发斑吐血，舌绛唇焦，脉沉细而数，或沉数，或浮大而数。现用于流行性乙型脑炎、流行性脑脊髓膜炎、败血症等表现为气血两燔症状者。

【方解】本方为综合《伤寒论》白虎汤、《外台秘要》引《小品方》之芍药地黄汤、《外台秘要》引《崔氏方》之黄连解毒汤等三方加减而成。方中重用生石膏直清胃热。因胃乃水谷之海，十二经的气血皆源于胃，所以胃热清则十二经之火自消。石膏配知母、甘草是白虎汤，有清热保津之功，加以连翘、竹叶，轻清宣透，驱热外达，可以清透气分表里之热毒；再加芩、连、栀子（即黄连解毒汤）通泄三焦，可清泄气分上下之火邪。诸药合用，目的在大清气分之热。犀角、生地黄、赤芍、牡丹皮共用，为犀角地黄汤，专于凉血解毒，养阴化痰，以清血分之热。连翘、生甘草、栀子、黄芩、竹叶共组，为凉膈散，泻火通便，清上泻下。以上四方合用，则气血两清的作用尤强。此外，玄参、桔梗同用，清润咽喉，治咽干肿痛。综合本方诸药的配伍，对因疫毒邪气内侵脏腑，外窜肌表，疫毒火邪，充斥内外，气血两燔，表里俱盛的证候有效。所谓"气血两燔"的"燔"，是焚烧之意，形容火热之盛。在热性疾病中，气分的热邪未解，而血分的热邪又盛，便称为气血两燔。临床表现为高热汗出，大渴饮冷，口干咽痛，头痛如劈，干呕狂躁，神昏谵语，或吐血，或发斑，四肢或抽搐，或厥逆，脉沉细数，或沉数，或浮大而数，舌绛唇焦等。在上述的种种症状中，高热、汗出、大渴、脉浮大而数等是热毒在气分，损伤津液的表现，称之为"四大"症；吐血、发斑、发热等，则是热毒盛于血分，迫血妄行的结果；其他如咽痛唇焦、头痛如劈等，是毒热上攻，清窍不利；干呕狂躁，神昏谵语等是毒热扰动心、胃之故；四肢抽搐是热毒灼肝，筋脉挛急之故；四肢厥逆是热毒内闭，阳逆不能外达四肢之故。尽管症状纷纭繁杂，总的病理机制则是温疫热毒，两燔气血。

【名家论述】清·余师愚《疫疹一得》："此十二经泄火之药也。斑疹虽出于胃，亦诸经之火有以助之。重用石膏直入胃经，使其敷布于十二经，退其淫热；佐以黄连、犀角、黄芩泄心肺火于上焦，丹皮、栀子、赤芍泄肝经之火，连翘、玄参解散浮游之火，生地、知母抑阳扶阴，泄其亢甚之火，而救欲绝之水，桔梗、竹叶载药上行；使以甘草和胃也。此皆大寒解毒之剂，故重用石膏，先平甚者，而诸经之火自无不安矣。"

【现代研究】研究结果表明，该方具有以下作用：①对发热具有明显的抑制作用。②能改善家兔注射内毒素后白细胞呈先降低后升高现象，并能拮抗血小板降低。③能拮抗高黏综合征（血瘀），具有解聚、降黏、稀释血液（活血化瘀）作用。④该方抑制家兔气血两燔证发热效应的同时，具有调整 cAMP、cGMP 比值的作用。清瘟败毒饮可调节急性肺损伤时促炎因子和抗炎因子比例失衡，降低 BALF 白细胞数及 TNF-α、IL-8 含量，升高 IL-10 含量，缓解肺部炎症损伤，从而起到保护肺组织的作用。

2. 清营汤

【出处】清·吴鞠通《温病条辨》。

【组成】犀角9g（现用水牛角30～60g代），生地黄15g，玄参9g，竹叶心3g，麦冬9g，金银花9g，连翘（连心用）6g，黄连4.5g，丹参6g。

【用法】用水1.6L，煮取600mL，每服200mL，1日3次。

【功效主治】清营解毒，透热养阴。治温病邪热传营或系统性红斑狼疮、皮肌炎、斯蒂尔病等风湿病出现营分证。症见身热夜甚，口渴或不渴，时有谵语，心烦不眠，或斑疹隐隐，舌绛而干，脉细数。

【方解】本方所治是温邪由气分传入营分，热伤营阴而气分之邪尚未尽解之症。热伤营阴，故身热夜甚；热扰心神，故时有谵语；血因热迫，络脉受伤，血温肌肤，故或发斑发疹；其舌绛而干是热伤营阴之象；身热烦渴是气分仍有热邪。据此，在治法上宜以清营解毒为主，兼以清泄气分之热，而达气营两清的目的，亦即叶天士所谓"入营犹可透热转气"之意。因此，本方主以犀角清解营分之热毒；因热伤阴液，故辅以玄参、生地黄、麦冬以清热养阴；由于气分之热未尽，故佐以黄连、竹叶心、连翘、金银花以清泄气分热邪，兼解温热之毒，并可透热于外，使邪热转出气分而解；使以丹参协助主药以清热凉血，并能活血，以防血与热结，且又可引诸药入心而清热。诸药合用，共奏清营解毒、透热养阴之效。临证可酌加板蓝根、大青叶、紫草、紫花地丁等增强解毒作用。如见神昏谵语，舌蹇肢厥者，是邪入心包之候，可配用安宫牛黄丸或至宝丹等以清心开窍；若兼见痉厥，可加羚羊角、钩藤、地龙或紫雪丹等以清热息风。方中犀角可用水牛角或黄牛角代用，每次用量 30～60g，水煎服。

【名家论述】清·张秉成《成方便读》卷三："……方中犀角、黄连，皆入心而清火。犀角有清灵之性，能解夫疫毒；黄连具苦降之质，可燥乎湿邪，二味为治温之正药。热犯心包，营阴受灼，故以生地、玄参滋肾水，麦冬养肺金，而以丹参领之入心，皆得遂其增液救焚之助。连翘、银花、竹叶心三味，皆能内彻于心，外通于表，辛凉清解，自可神安热退，邪自不留耳。"

【现代研究】药效学及临床应用研究结果表明，清营汤具有明显的解热、抗炎、免疫调节、抗氧化作用，对血液流变、心肌损害有一定的改善作用，对糖尿病血管病变、糖尿病早期肾脏病变、血栓闭塞性脉管炎和烧伤有明显的治疗作用。加减清营汤可以调节免疫特别是体液免疫功能，能够明显提高大鼠的补体 C_4 的含量（$P<0.01$）及补体 C_3 的含量（$P<0.05$）；200% 加减清营汤能够降低 IgG 和 IgA 的含量（$P<0.05$），提高补体 C_4 的含量（$P<0.05$）。

3. 犀角地黄汤

【出处】唐·孙思邈《备急千金要方》。

【组成】水牛角 30 ～ 60g，生地黄 24g，芍药 12g，牡丹皮 9g。

【用法】水煎服，每日 1 剂，分 2 次服。

【功效主治】清热解毒，凉血散瘀。主治热入血分证及热伤血络证。

【方解】本方治证乃热毒深陷于血分所致。营热不解，每多深入血分，热入血分，心肝受病。温热之邪燔灼血分，一则热盛血沸，且必扰于心神，致烦乱谵语；二则热盛迫血妄行，阳络伤则血外溢，阴络伤则血内溢，离经之血又可致瘀阻而发斑。故当以清热解毒，凉血散瘀为法。方用苦咸寒之水牛角为君，归心肝经，清心肝而解热毒，且寒而不遏，直入血分而凉血。臣以生地黄甘苦性寒，入心肝肾经，清热凉血，养阴生津，一可复已失之阴血；二可助水牛角解血分之热，又能止血。白芍苦酸微寒，养血敛阴，且助生地黄凉血和营泄热，于热盛出血者尤宜；牡丹皮苦辛微寒，入心肝肾，清热凉血，活血散瘀，可收化斑之效，两味用为佐使。4 药合用，共成清热解毒、凉血散瘀之剂。方中凉血与散血并用，一是因离经之血残留成瘀；二是因热与血结致瘀。本方药仅 4 味，配伍严谨，使热清血宁而无耗血动血之虑，凉血止血又无冰伏留瘀之弊。本方中的芍药，如用于斑疹或瘀血见症明显者，可用赤芍苦辛而散，凉血化瘀；如用于出血症或阴伤见症明显者，可仍用白芍酸寒收敛，养阴和营。若有皮疹色红，加玄参、紫草、金银花、大青叶等则疗效更佳；皮疹紫黑，血热毒甚者，更可加金银花、连翘、红花、丹参、甘草等以增强清解血分热毒之效；心火炽盛者，可加黄连、栀子以泻火清热；热甚神昏者，可与安宫牛黄丸、紫雪丹等同用，或加入石菖蒲、制胆星、天竺黄等增强清热豁痰开窍醒神之功。

本方与清营汤相比较，在于本方是纯由血分药物组成，以清热解毒、凉血散瘀为主，主治血分热盛之症；清营汤系在清热凉血药中配伍清气药物，能透营分之热转出气分而解，故多用治热邪初入营分，尚未动血之症。这是两方不同之点。

【名家论述】

清·吴谦《医宗金鉴·删补名医方论》:"此方虽曰清火,而实滋阴;虽曰止血,而实去瘀。瘀去新生,阴滋火息,可为探本穷源之法也。"

明·赵献可《医贯》:"惟犀角能下入肾水,引地黄滋阴之品,故为对证……若阴虚火动,吐血与咳咯者,可借用成功。"

明代张景岳主张温热病误用温补者应使用此方,《景岳全书》言:"然温补既多,而病日昏愦,且见烦热难愈者。此其阳邪独亢,阴气不至,而虚中有热也。但改滋阴,以犀角地黄汤加黄芩、麦冬……一剂即效,其妙如神。"

【现代研究】药效学研究结果表明,以水牛角替代犀角组成的犀角地黄汤具有解热、抗炎、抗过敏、抗变态反应、保肝、改善微循环及增强免疫、降低血瘀证动物血管内皮细胞黏附分子的药效学作用。

4. 宣痹汤

【出处】清·吴鞠通《温病条辨》。

【组成】防己、苦杏仁、滑石各 15g,连翘、山栀子、半夏、蚕沙各 9g,生薏苡仁、赤小豆各 30g。

【用法】水煎服,每日 1 剂,分 2 次服。

【功效主治】清利湿热,宣通经络。用于湿热蕴于经络证。症见骨节烦痛,寒战热炽,面目萎黄,小便短赤,舌红,苔灰滞或黄腻。合三妙散(苍术、黄柏、牛膝)用治湿热下注的腰腿肌肉疼痛或伴全身发热、关节红肿热痛等症。

【方解】本方证是因湿热蕴于经络而成。湿聚热蒸,蕴于经络,则寒战热盛;流注骨节,故见骨节烦痛,活动不利;面色萎黄为湿郁;小便短赤为热蕴;舌红、苔黄腻或灰滞都是湿热俱盛的征象。湿热之邪,瘀阻经络,故用防己苦寒降泄,利水清热,味辛能散,兼可祛风,更善泄下焦血分湿热,有祛风利湿通络止痛作用,为之主药。杏仁宣肺利气,发散水气;薏苡仁健脾祛湿除痹;蚕沙祛风燥湿,又善化胃肠湿浊;半夏燥湿化浊;连翘、山栀子、滑石、赤小豆俱能清利湿热,使之从小便排出,共为辅佐。

诸药合用，具有通利三焦、清除湿热、宣痹止痛之效。如痛甚者可加片姜黄 9g、海桐皮 9g、桑枝 30g，以加强通络止痛之效。

【名家论述】清·吴鞠通《温病条辨》云："此条以舌灰目黄，知其为湿中生热；寒战热炽，知其在经络；骨骱疼痛，知其为痹证。若泛用治湿之药，而不知循经入络，则罔效矣。故以防己急走经络之湿，杏仁开肺气之先，连翘清气分之湿热，赤豆清血分之湿热，滑石利窍而清热中之湿，山栀肃肺而泻湿中之热，薏苡淡渗而主挛痹，半夏辛平而主寒热，蚕沙化浊道中清气。"

【现代研究】宣痹汤能有效缓解Ⅱ型胶原诱导关节炎大鼠的关节炎症性肿胀变形，降低关节炎指数评分，对 CIA 大鼠起到治疗作用；同时能下调 INF-γ 和 IL-4 水平，对 TH$_1$/TH$_2$ 细胞因子亦有调节作用。又有研究表明，该方对佐剂性关节炎大鼠关节炎症性肿胀有抑制作用，能降低滑膜组织中 VEGF 表达水平。

5. 二妙散（丸）

【出处】元·朱丹溪《丹溪心法》。

【组成】苍术、炒黄柏各等份。

【用法】研为细末，或水泛为丸。每服 6～9g，日服 2 次。温水送下。

【功效主治】清热燥湿。主治湿热下注所引起的下肢痿软无力，足膝红肿热痛，湿疮，以及带下、淋浊等症。本方可用于类风湿关节炎、皮肌炎、痛风等风湿病出现关节红肿热痛之时，但需配合其他方剂使用，或加入忍冬藤、秦艽、赤芍、木瓜、桑枝、牛膝、丹参等以加强清热祛湿、舒筋、通络止痛的作用。

【方解】本方为治湿热下注的常用方。由于湿热郁蒸，浸淫经脉，气血运行阻滞，故下肢痿软无力，或足膝红肿热痛，湿热下注，或为带下，或为下部湿疮。方用黄柏苦寒清热；苍术苦温燥湿。二药合用，具有清热燥湿之功。临证可根据湿热轻重，调整苍术和黄柏的配伍用量。

【附方】

（1）三妙散（《医学正传》）：二妙散加牛膝组成。其研细面，每服

6～9g，日2次。治湿热下注，脚膝热痹，红肿作痛；亦治带下，阴痒湿疮。常用于关节炎、阴道炎、外阴炎等。本方加槟榔亦名三妙散，外用于脐中出水及湿癣，有清热燥湿止痒之效。

（2）四妙丸（《成方便读》）：三妙散加薏苡仁组成。治湿热下注，脚膝红肿，下肢痿软无力等症。加薏苡仁后，祛湿热而利筋脉的作用更强。

【名家论述】

清·罗国纲《罗氏会约医镜·卷13》曰："三妙散，治腰膝湿痛仙方，苍术三钱，黄柏（炒）钱八分，川牛膝二钱，用净膝者更妙，夜服，此方人人可服，若房屋阴湿及走水受湿者，不时各服一二剂，至老无腰膝湿痛之病，不可忽过。"

清·徐大椿《医略六书》卷五："湿热下注，腰脊不能转枢，故机关不利，腰中疼重不已焉。苍术燥湿升阳，阳运则枢机自利；黄柏清热燥湿，湿化则真气得行。为散，酒调，使湿热运行则经气清利，而腰府无留滞之患，枢机有转运之权，何腰中疼重不痊哉？此清热燥湿之剂，为湿热腰痛之专方。"

【现代研究】试验显示，三妙散能抑制高温热板法所致小鼠疼痛反应和醋酸所致小鼠腹痛扭体反应次数/单位时间；能明显抑制化学致炎剂二甲苯引起的小鼠耳郭炎症性肿胀，抑制棉球肉芽肿增生及甲醛引起的大鼠足跖炎症性肿胀，降低炎性组织中的 PGE_2 含量，表现较好的抗炎镇痛作用。研究表明，四妙散能够有效降低痛风患者的血尿酸水平，减少血沉和白细胞计数，有利于恢复关节功能，不良反应较少。而四妙丸对 AA 大鼠的抗炎与免疫调节作用的试验表明，四妙丸具有多层次、多途径、多靶点的抗炎及免疫调节作用，且作用明显。四妙丸的抗炎、免疫调节作用与其抑制炎性细胞因子、提高红细胞免疫黏附功能有关；对血管内皮生长因子表达的调节作用可能是其控制滑膜炎症、增生，防止血管翳形成及软骨和骨质破坏的病理基础。

6. 当归拈痛汤

【出处】金·李东垣《兰室秘藏》。

【组成】当归、茵陈、黄芩各9g，葛根、苍术、白术、知母、防风各6g，羌活、升麻、甘草、人参（一方无人参）、猪苓、泽泻、苦参各3g。

【用法】水煎服，每日1剂，分2次服。

【功效主治】本方所治证候乃因湿热内蕴，复感风邪，或风湿化热而致风湿热三邪合而为患者，但以湿邪偏重为其特点。风湿热邪留滞经脉，气血运行不畅，故遍身肢节烦痛；且湿邪偏胜，其性重浊，故肩背沉重；湿热下注，则脚气肿痛、脚膝生疮；舌苔白腻微黄，脉弦数乃湿热内蕴之征。

【方解】方中羌活辛温散风，取"风能胜湿"之意，以祛风湿，利关节，止痹痛；茵陈味苦微寒，苦能燥湿，寒能治热，通过清热利湿，起到退利关节的作用。以上二药，共为君药。防风、升麻、葛根升发清阳，既可协助羌活透发肌表之风湿，又能升发脾胃之气，配合白术、苍术以健脾燥湿；黄芩、苦参、知母清泄湿热而助茵陈之功，这三味药虽然性味苦寒，但与羌、防、二术相配，则不致过于伤胃。以上共为臣药。此外，古人谓："治湿不利小便，非其治也。"故又以猪苓、泽泻清湿热，利小便；伍以人参、当归补益气血，扶正祛邪。以上合为佐药。使以甘草调和诸药，且能益脾。综合全方，清热利湿，疏风散邪，解表清里，上下分消，故能适用于风湿热痹及脚气、疮疡等，证属湿重热轻者。但本方药味较杂，临床运用时须随症化裁。

【名家论述】

汪昂："当归拈痛汤，治湿热相搏，肢节烦痛，肩背沉重，或偏身疼痛，或脚气肿痛，脚膝生疮，脓水不绝，及湿热发黄，脉沉实紧数动滑者……此足太阳、阳明之药也。原文曰：羌活透关节，防风散风湿，为君。升葛味薄引而上行，苦以发之；白术甘温和平；苍术辛温雄壮，健脾燥湿，为臣。湿热和合，肢节烦痛，苦参、黄芩、知母、茵陈苦寒以泄之，酒炒以为因用。血壅不流则痛，当归辛温以散之，人参、甘草甘温补养正气，使苦寒不伤脾胃。治湿不利小便，非其治也，猪苓、泽泻甘淡咸平，导其留饮，为佐。上下分消其湿，使壅滞得宣通也。"（《医方集解·利湿之剂》）

【现代研究】药效学研究表明，该方具有一定的抗炎、镇痛、促进组织血液循环的作用，可减轻模型鼠病变关节的肿胀。有研究显示，全方组、拆方2组、拆方1组均能明显增加佐剂性关节炎大鼠滑膜组织 Fas / FasL mRNA 的表达，以全方组疗效最佳；全方组和各拆方组可以促进凋亡因子 Fas / FasL mRNA 表达，改善 AA 大鼠的滑膜细胞凋亡障碍。表明当归拈痛汤治疗类风湿关节炎的机制之一是其能够促进滑膜细胞凋亡，削弱炎性滑膜的破坏作用，从而达到治疗目的。另有研究表明，当归拈痛汤各组均能降低 AA 大鼠滑膜组织中 ICAM-1 的表达，提示当归拈痛汤的作用机理亦可能通过抑制淋巴细胞和巨噬细胞的浸润，阻止淋巴细胞和巨噬细胞向局部移行，从而抑制大量炎症细胞浸润及渗出，阻止 AA 大鼠关节滑膜慢性炎症的发生，使局部炎症反应逐步趋向好转并痊愈。

7. 乌头汤

【出处】汉·张仲景《金匮要略》。

【组成】制川乌、生麻黄、炒杭白芍、炙甘草各9g，生黄芪18g，蜂蜜60g（2次兑煎）。

【用法】水煎服，每日1剂，分2次服。

【功效主治】温阳散寒，除湿止痛。主治痛痹，遍身关节剧烈疼痛，痛有定处，不可屈伸，脉弦紧。可用于皮肌炎之寒重者。

【方解】寒邪偏胜，凝滞经络，气血受阻，而为痛痹。寒为阴邪，其性凝滞，以致气血运行不畅，疼痛剧烈，痛有定处；寒性收引，故关节不可屈伸；脉弦紧，为寒痛之征。方用川乌大辛大热，配麻黄以温阳散寒止痛；黄芪补气，白芍养血，蜂蜜、甘草解乌头毒而且止痹痛。诸药合用，为治疗痛痹之代表方。若痹痛剧烈而不能缓解者，可选加散寒、祛风、化湿、活络的草乌、桂枝、五加皮、威灵仙、海桐皮、海风藤，以及活血止痛的乳香、没药、延胡索等。

【名家论述】

清·尤怡《金匮要略心典》："此治寒湿历节之正法也。寒湿之邪，非麻黄、乌头不能去。而病在筋节，又非如皮毛之邪，可一汗而散者。故以黄芪之补、白芍之收、甘草之缓牵制二物，俾得深入而去留邪。如卫瓘监钟邓入蜀，使其成功而不及于乱，乃制方之要妙也。"

清·吴仪洛《成方切用》："历节病，即行痹之属也。乃湿从下受，挟风流注，故或足肿而必发热，且更不可屈伸而疼痛，故以甘、芍和阴，麻黄、黄芪通肌肉之阳气，而借川乌之迅发，以行其痹着。"

【现代研究】研究表明，乌头汤能降低血浆中 PGE$_2$ 和 5-HT 水平，调节背根神经节中瞬时感受器电位香草酸受体 1（TRPV1）和瞬时感受器电位作用受体蛋白 M8（TRPM8）的表达，从而抑制炎症反应，具有镇痛作用。乌头汤还可通过降低 IL-1β 和 TNF-α 的含量，显著改善大鼠关节炎模型的肿胀程度。

8. 身痛逐瘀汤

【出处】清·王清任《医林改错》。

【组成】秦艽一钱（3g），川芎二钱（6g），桃仁、红花各三钱（9g），甘草二钱（6g），羌活一钱（3g），没药二钱（6g），当归三钱（9g），五灵脂（炒）二钱（6g），香附一钱（3g），牛膝三钱（9g），地龙（去土）二钱（6g）。

【用法】水煎服，每日 1 剂，分 2 次服。

【功效主治】活血行气，祛风除湿，通痹止痛。该方剂传统适用于血瘀痹证，临床当以周身关节肌肉疼痛反复不愈、按之加重、唇舌青紫或有瘀斑为使用依据。

【方解】红花、桃仁、川芎、当归活血祛瘀，为君药。羌活、秦艽祛风除湿；五灵脂、没药、香附行气血，止疼痛，为臣药。牛膝、地龙疏通经络以利关节，为佐药。甘草调和诸药，是为使药。临证如见微热，加柴胡、黄柏；气虚，加党参、黄芪；腰腿痛，加川续断、杜仲、桑寄生；肩臂痛，加威灵仙、天仙藤；痛剧，加全蝎或蜈蚣；兼寒，去秦艽，加制川乌；坐骨神经痛，去五灵脂，加伸筋草。

【名家论述】陈士奎《活血化瘀名家王清任》中指出：王清任认为"风寒湿三气杂至，合而为痹"者，日久多显血瘀。从而制本方，熔活血化瘀与祛风除湿于一炉。方中以桃仁、红花、当归、川芎活血祛瘀，意在使血行风自灭、血行湿也行；没药、灵脂、香附则理气化瘀止痛；牛膝、地龙活血通经络而利关节；另用秦艽、羌活祛风除湿；甘草和药。全方以活血化瘀为主，兼用祛风除湿之药，体现了王氏"痹证有瘀血"学术思想特点。

【现代研究】研究表明，身痛逐瘀汤具有调节炎性因子、增加阿片肽含量、保护神经细胞等作用。身痛逐瘀汤可显著降低血清 TNF-α 含量，通过抑制炎症反应以减轻腰椎间盘突出症患者的疼痛症状。身痛逐瘀汤能提高患者血浆 β - 内啡肽水平，从而中断此疼痛回路，起到止痛的作用。身痛逐瘀汤可显著抑制表达上调的脊髓 OX-42 免疫阳性物质及脊髓 p38 丝裂原活化蛋白激酶（P38MARK），促进神经功能的恢复。

9. 独活寄生汤

【出处】唐·孙思邈《备急千金要方》。

【组成】独活 9g，桑寄生 15 ～ 30g，秦艽、防风、当归、芍药（白芍或赤芍）、杜仲、牛膝、茯苓、党参各 9g，细辛 3 ～ 6g，桂心 3g，川芎 6g，地黄（生地黄或熟地黄）18g，炙甘草 6g。

【用法】水煎服，每日 1 剂，分 2 次服。

【功效主治】祛风湿，止痹痛，益肝肾，补气血。主治痹证日久，肝肾不足，气血两虚的风寒湿痹。症见腰膝酸痛，四肢伸屈不利，关节疼痛，或肌肉麻木不仁，畏寒喜温，心悸气短，舌淡苔白，脉细弱。

【方解】本方是十全大补汤加减组成，包括两类药物：一类以祛邪为主，独活、细辛、防风、秦艽祛风湿而止痛。一类以扶正为主，党参、茯苓、甘草以益气；熟地黄、当归、芍药、川芎以补血活血，具有"治风先治血，血行风自灭"的意义；再配肉桂助阳散寒，以鼓舞气血的运行；杜仲、牛膝、桑寄生协熟地黄补肝肾，健腰膝，壮筋骨。共成扶正祛邪之剂，因此，用于体质较虚，腰膝酸痛，屈伸不利者最为适宜。本方是治疗体虚而风寒湿痹的通用方剂，若痹痛偏寒者，方中温性药用量宜重，还可加制附子；偏热者可去肉桂，秦艽宜重用，地黄可用生地黄，芍药可用赤芍，还可加忍冬藤、桑枝；脾虚湿重便溏，可去地黄，加苍术、薏苡仁；有瘀血见症，可加桃仁、红花；若痹证延久，宜加通络之品，如木瓜、五加皮、海风藤、伸筋草等，临证时均可配合应用。

【名家论述】明·吴崑《医方考》卷五："肾气虚弱，肝脾之气袭之，令人腰膝作痛，屈伸不便，冷痹无力者，此方主之。肾，水脏也，虚则肝脾之气凑之，故令腰膝实而作痛。屈伸不便者，筋骨俱病也。《灵枢经》曰：能屈而不能伸者，病在筋；能伸而不能屈者，病在骨。故知屈伸不便，为筋骨俱病也。冷痹者，阴邪实也；无力者，气血虚也。是方也，独活、寄生、细辛、秦艽、防风、桂心，辛温之品也，可以升举肝脾之气。肝脾之气升，则腰膝弗痛矣。当归、熟地、白芍、川芎、杜仲、牛膝者，养阴之品也，可以滋补肝肾之阴。肝肾之阴补，则足得血而能步矣。人参、茯苓、甘草者，益气之品也，可以长养诸脏之阳。诸脏之阳生，则冷痹去而有力矣。"

【现代研究】研究表明，独活寄生汤可显著抑制大鼠佐剂性关节炎急性足跖肿胀，对于继发性的足肿胀也有明显抑制作用，并可降低继发性关节炎炎性组织中 IL-1β 和 TNF-α 的含量，具有防治佐剂性关节炎的作用。独活寄生汤能降低兔膝骨关节炎模型血清及关节液 NO 的含量，升高 SOD 水平，保护关节软骨，延缓早期骨关节炎关节软骨的退变。研究表明，不同浓度的独活寄生汤含药血清能促进成骨细胞 OPG 蛋白的表达，并且抑制成骨细胞 RANKL 蛋白的表达，促进成骨细胞的增殖并且影响成骨细胞的分化，发挥治疗骨质疏松的作用。另外，有研究结果显示，独活寄生汤能显著抑制小鼠肉瘤 S180 瘤重，活化荷瘤鼠的 T 细胞增殖能力，促进其自然杀伤细胞活性和 IL-2 分泌水平，调节机体免疫功能。

10. 防己黄芪汤

【出处】汉·张仲景《金匮要略》。

【组成】防己 9g，生黄芪 30g，白术 12g，炙甘草 3g，生姜 9g（切片），大枣 6 枚（擘）。

【用法】水煎服，每日 1 剂，分 2 次服。

【功效主治】益气祛风，健脾利水。

（1）主治湿痹，一身重着，肢节疼痛、麻木，不能屈伸，倦怠乏力，汗出恶风，不欲衣，脉浮。可用于皮肌炎、类风湿关节炎等属气虚湿重者。

（2）主治风水，肢体浮肿，腰以下肿甚，汗出恶风，小便不利，气短心悸，食少便溏，舌淡苔白，脉浮虚。现用于慢性肾炎水肿、心脏病水肿、营养不良性水肿、妊娠水肿、慢性风湿性关节炎等属气虚湿重者。

【方解】本方所治的湿痹、风水，属于表虚湿胜之证。脉浮为病在肌表，身重是湿在经络，汗出恶风为卫虚不固，小便不利则湿无出路，表虚湿盛，是两者共同的病机。表既虚故不得以祛邪为主；但邪在表，自当邪正兼顾。方中以防己祛风止痛，利水退肿，黄芪补气固表，利水消肿，是为主药；白术、甘草使脾和中，姜、枣调和营卫，都是辅助防己、黄芪以增强其补气行水作用，对气虚水肿最为适宜。由于防己有祛风湿、通痹止痛的作用，故对湿痹重着、汗出怕风之症，亦属适宜。

【名家论述】

清·尤怡："风湿在表，法当从汗而解。乃汗不待发而自出，表尚未解而已虚，汗解之法，不可守矣。故不用麻黄出之皮毛之表，而用防己驱之肌肤之里，服后如虫行皮中，及从腰下如冰，皆湿下行之征也。然非芪、术、甘草，焉能使卫阳复振，而驱湿下行哉。"（《金匮要略心典》）

清·费伯雄："去风先养血，治湿先健脾，此一定之法。此症乃风与水相乘，非血虎生风之比。故但用治风逐水健脾之药，而不必加血药。但得水气去而腠理实，则风亦不能独留矣。"（《医方论》）

【现代研究】实验表明，防己黄芪汤能下调单侧输尿管结扎大鼠肾组织TGF-β1，上调骨形态发生蛋白-7（BMP-7）的表达，可能是其改善肾间质纤维化、发挥祛风化湿作用的机制之一。另有报道，防己黄芪汤能有效清除肝纤维化小鼠体内的氧自由基水平，从而减轻肝纤维化过程中的过氧化损伤。

11. 补中益气汤

【出处】金·李东垣《脾胃论》。

【组成】黄芪（病甚，劳倦甚者）一钱（15～20g），甘草（炙）五分（5g），人参（去芦）三分（10g），白术三分（10g），当归（酒焙干或晒干）

二分（10g），橘皮（不去白）三分（6g），升麻、柴胡各三分（6g）。

【用法】水煎服，每日1剂，2次分服；或作丸剂，每服10～15g，每日2～3次，温开水或姜汤送服。

【功效主治】补中益气，升阳举陷。本方可用于治疗皮肌炎之脾气亏虚证。症见胃纳不佳，食少腹胀，面色不华，神疲乏力，少气懒言，虚汗频频，动则尤甚，时有头晕目眩，或有心悸时作，大便偏溏；舌质淡边有齿印，脉细软无力。亦治疗胃下垂、子宫脱垂、脱肛、久泻等气虚下陷之症。

【方解】本方是一首著名的补益剂，是宗"虚者补之""陷者举之""劳者温之"的原则而组成。主治脾胃气虚，清阳下陷之症。饮食劳倦，伤及脾胃，则气血虚，而生大热。脾虚失运，脾气不升，清阳下陷，则产生脏器脱垂等症。故方中用黄芪补气益肺而固表，参、术、草益气健脾而和中。肺主一身之气，脾为营卫气血生化之源，二脏强健，则正气自充。这是方中的主要部分。补气易于滞气，故用陈皮理气以防滞。清阳因虚而下陷，故用柴胡、升麻助参、芪以升举清阳，使下陷之气得以升提，并能轻轻疏散以达表。升提药与补气药同用是本方的配伍特点。气生于血，故配当归以补血，又可使补气升阳不致化燥以耗血，即补阳宜兼和阴之义。诸药协同，补中益气，调理脾胃，并有益卫固表、升阳举陷之效。

脾为"后天之本，气血生化之源"，主四肢肌肉，与皮肌炎的关系尤为密切。脾气亏虚亦可出现发热，与外感发热不同，是由于脾胃之气虚而导致血虚，血虚则生热所致，只宜补中益气以图本，所谓"甘温除大热"之法。若误用发散，则汗出；误用清火，则呃逆；误用滋阴，则神倦、便溏。

【名家论述】清·陈士铎："人有气虚，气息短促不足以息，与劳役形体气急促者迥殊。懒于言语，饮食无味，身体困倦，人以为气痿也，谁知是阳虚下陷，由于内伤其元气乎。夫元气藏于关元之中，上通肺而下通肾。元气不伤，则肾中真阳自升于肺，而肺气始旺，行其清肃之令，分布于五脏七腑之间。若元气一伤，不特真阳不能上升，且下降陷于至阴之中，以生热矣。此热乃虚热，非实热也。实热可泻，虚热宜补，故必用甘温之药，以退其虚热。然而单用甘温以退其热，不用升提之味以挈其下陷之阳，则阳沉于阴，而气不能举，虽补气亦无益也。即升提其气矣，不用补气之味，则升提力弱，终难轻举其气也，方用补中益气汤……李东垣一生学问，全注于此方，妙在用柴胡、升麻于参、术、芪、归之内，一从左旋而升心、肝、肾之气；一从右旋而生肺、脾、胃、命门之气，非仅升举上中二焦之气也。"(《辨证录》)

【现代研究】研究发现，补中益气汤能使脾虚小鼠的 T 淋巴细胞增殖能力和 IL-2 产生量均有明显提高。而且，补中益气汤可抑制炎性细胞因子的产生，低剂量时对 IL-4、IL-6 的 Th2 系细胞因子抑制作用更强，这可能与其能减少 CD4+ 阳性细胞、抑制辅助 T 细胞向组织浸润从而起到抗炎作用有关。补中益气汤增加 DHEA-S 作用可使 IL-2 增加，IL-2 可诱导 T 细胞增殖及杀伤 T 细胞活性等。另外，补中益气汤可明显抑制 S180 荷瘤小鼠瘤体的生长，延长 H22 荷瘤小鼠的生存时间，具有抗肿瘤作用。

12. 六味地黄丸

【出处】宋·钱乙《小儿药证直诀》。

【组成】熟地黄 24g，山茱萸、炒山药各 12g，牡丹皮、茯苓、泽泻各 9g。

【用法】以上为原方丸剂的比例剂量，炼蜜为丸。每次 6～9g，日 2～3 次，淡盐汤送服。在临床上常作以适量汤剂，水煎 2 次分服。

【功效主治】滋阴补肾。皮肌炎、系统性红斑狼疮、干燥综合征等风湿病属肾阴不足，精血亏乏者均可使用。症见腰膝痿软，手足心热，骨热酸痛，或脚根痛，精神萎靡，或烦躁不安，头痛，眩晕，耳鸣，齿摇，遗精，盗汗，面色苍白或灰暗，目眶圈黑，或消渴引饮，小便淋沥，舌质红，苔白滑，脉弦紧或沉细而不鼓指。

【方解】本方是补阴的代表方剂，其组成特点是补中寓泻，而以补阴为主。方中以熟地黄滋阴补肾，填精益髓而生血；山茱萸温补肝肾，收敛精气；山药健脾，兼固精缩尿，是本方的"三补"，用以治本。但以熟地黄补肾为主，山茱萸的补肝和山药的补脾为辅，故熟地黄的用量是山茱萸和山药用量的 1 倍。由于肝肾阴虚，常可导致虚火上炎，故又以泽泻泻肾火，牡丹皮泻肝火，茯苓渗脾湿，是本方的"三泻"，用以治标。但本方是以补为主，所以这三种泻药的用量较轻。这样把补虚与去邪结合起来，就形成甘淡平和、不温不燥、补而不滞的平补之剂。因此，本方滋补而非峻补，故虚不受补者亦可用。

【临床运用】本方的配伍用量并不是一成不变的，可根据临床实际需要而变化。如用作补肾滋阴，应以原方的剂量比例较好，不必更动；如以遗精头晕为主者，当适当增加山茱萸和山药的剂量，如阴虚而兼有血热和火旺者，可加重牡丹皮的剂量，也可把熟地黄改为生地黄；如肾虚水肿或湿热下注，见有小便淋痛者，可加重茯苓、泽泻的剂量，加入牛膝、车前子，即济生肾气丸之意。本方中某些药物也可以功用相近似的代用，如制首乌可代熟地黄；五味子、女贞子、枸杞子都可视具体病情分别代替山茱萸。

【附方】

1. 知柏地黄丸（《景岳全书》）：熟地黄 240g，山药、山茱萸各 120g，牡丹皮、茯苓、泽泻、知母、黄柏各 90g。共为细末，炼蜜为丸，如梧桐子大。每次 9g，每日 2～3 次，饭前空腹淡盐汤送下。功能滋阴降火。适用于阴虚火旺，骨蒸盗汗，面红口干，虚烦失眠，腰背酸痛，下焦湿热等症。

2. 杞菊地黄丸（《医级》）：六味地黄丸加枸杞子 120g，菊花 90g。制服法同上。功能养肝明目。适用于肝肾不足而以眼部症状突出者，症见头昏目眩，视力减迟，目涩，羞明流泪等。

3. 麦味地黄丸（又名八仙长寿丸《医级》）：六味地黄丸加麦冬、五味子各 60g。制服法同上。功能滋肾润肺。适用于肺肾阴虚而以肾不纳气症状突出者，症见咳嗽气喘，食少痰多，或便溺数涩，足膝无力，形瘦盗汗，内热作渴，或咳痰带血，口干咽燥等症。

【名家论述】

清·费伯雄："此方非但治肝肾不足，实三阴并治之剂。有熟地之腻补肾水，即有泽泻之宣泄肾浊以济之；有萸肉之温涩肝经，即有丹皮之清泻肝火以佐之；有山药收摄脾经，即有茯苓之淡渗脾湿以和之。药止六味，而大开大阖，三阴并治，洵补方之正鹄也。"（《医方论》）

秦伯未："六味地黄丸主要是治肾阴亏损引起的瘦弱腰痛等证。虽然书上说治肝肾不足，也有说三阴并治，并谓自汗盗汗，水泛为痰，遗精便血，喉痛，牙痛……都能治疗，毕竟要认清主因、主脏、主证，根据具体病情而加减。假如认为阴虚证都能通治，对所有阴虚证都用六味地黄丸，肯定是疗效不高的。"（《谦斋医学讲稿》）

【现代研究】临床研究表明，再生障碍性贫血患者在常规治疗基础上加用六味地黄丸能明显升高其骨髓造血细胞生长因子 EPO（促红细胞生成素）、SCF（干细胞生长因子）的分泌水平，升高慢性再生障碍性贫血患者的白细胞、血红蛋白、血小板，改善骨髓造血情况，明显改善临床症状。实验表明，六味地黄丸能降低实验性自身免疫性脑脊髓炎（EAE）小鼠的神经功能评分，缩短病程，将外周血淋巴细胞亚群中的 $CD8^+$、$CD4^+/CD8^+$ 比值及 NK 细胞水平基本调节至正常。

13. 大补阴丸

【出处】元·朱丹溪《丹溪心法》。

【组成】黄柏（盐炒）、知母（盐炒）各 120g，熟地黄、龟甲（酥炙）各 180g。

【用法】共研末，用蒸熟猪脊髓和蜜为丸，梧子大。每服 6～9g，日 2～3 次，空腹淡盐汤送服。也可适量改作汤剂，水煎 2 次分服。

【功效主治】滋阴降火。用于皮肌炎属肝肾阴虚，虚火上炎者。症见骨蒸潮热，盗汗，腰酸脚软，火升面红，眩晕耳鸣，或见咳嗽咯血，或五心烦热，以及少寐多梦，遗精等。

【方解】本方是滋阴降火的典型方剂。方中所用诸药，都属滋阴降火、补肾填精之类，故取名为大补阴丸。但其中各个药物的作用并不完全相同，如黄柏、知母皆属苦寒之品，二味同用，有较强的泻火作用本方用此，是取其泻火以保存阴液，这是清源的一面。熟地黄大补肾阴而生血，龟甲、猪脊髓都属血肉之品，填精益髓的力量较强，这是培本的一面。朱丹溪制定本方的原意，是基于他的"阴常不足，阳常有余，宜常养其阴"的理论。尤其是对于以阴虚火旺为临床特征的肺痨病，他认为"火旺而致者，十居八九，火衰而成此疾者，百无二三"。因此，他认为要补其阴液，必先泻火，泻火即是保存阴液。本方是补阴与泻火并重的方剂，对一般阴虚火旺证候，都可应用。若盗汗甚者，可选加浮小麦、地骨皮、糯稻根须、龙骨、牡蛎等以敛津止汗；遗精者，可加金樱子、芡实、龙骨、牡蛎等以固精止遗。

【名家论述】

清·汪昂："此足少阴药也。四者皆滋阴补肾之药，补水即所以降火，所谓壮水之主，以制阳光是也。加脊髓者，取其能通肾命，以骨入骨，以髓补髓也。"（《医方集解》）

清·吴谦："朱震亨云：阴常不足，阳常有余，宜常养其阴，阴与阳齐，则水能制火，斯无病矣。今时之人，过欲者多，精血既亏，相火必旺，真阴愈竭，孤阳妄行，而劳瘵、潮热、盗汗、骨蒸、咳嗽、咯血、吐血等证悉作。所以世人火旺致此病者十居八九，火衰成此疾者百无二三。震亨发明先圣千载未发之旨，其功伟哉！是方能骤补真阴，承制相火，较之六味功效尤捷。盖因此时以六味补水，水不能遽生，以生脉保金，金不免犹燥，惟急以黄柏之苦以坚肾，则能制龙家之火，继以知母之清以凉肺，则能全破伤之金。若不顾其本，即使病去，犹恐复来，故又以熟地、龟板大补其阴，是谓培其本、清其源矣。虽有是证，若食少便溏，则为胃虚，不可轻用。"（《医宗金鉴·删补名医方论》）

【现代研究】研究表明，大补阴丸（汤）灌胃后 1～1.5 小时，时相试验血清可明显抑制空肠弯曲菌致敏的自身免疫病模型小鼠（CJ 小鼠）的 T、B 淋巴细胞增殖活性，降低细胞培养上清中 IFN-γ 的水平，升高 IL-4 水平，其免疫调节作用存在明显的时效关系。

14. 滋水清肝饮

【出处】清·高鼓峰《医宗己任编》。

【组成】生地黄 25g，怀山药 20g，山茱萸 15g，牡丹皮 10g，栀子 10g，茯苓 12g，泽泻 10g，柴胡 12g，当归 10g，白芍 30g，酸枣仁 10g。

【用法】水煎服，每日 1 剂，分 2 次服。

【功效主治】滋阴养血，清肝泄热。主要用于阴虚肝郁所致的头痛头晕、胁肋胀痛、胃脘疼痛、咽干口燥。以舌红少苔或者苔薄黄，脉弦数或者弦细为辨证要点。

【方解】本方是六味地黄汤与丹栀逍遥散的合方。丹栀逍遥散具有清热疏肝之功效，对于肝郁所致的胁痛、胃痛颇为对证。由于此证不仅仅有肝郁的征象，且有阴虚的表现，所以去掉燥湿的白术，加入滋阴的六味地黄汤，而成为滋阴柔肝、清热疏肝之法。方名滋水清肝，可谓名副其实也。

【名家论述】本方为清代医家高鼓峰所制，首见于《医宗己任编》。《四明医案》以本方治小儿盛夏发热，惊搐不已，腰曲目直，小便短赤，面无神色，为火燥生风所致者，尽一剂而汗解便利热退。《东庄医案》以本方治妇人胃脘痛，体中忽热忽止，觉有气逆左胁上，呕吐酸水，脉弦数，重按则濡，为火郁肝血燥者。以上所治，症状迥然不同，但病机则一，乃肝肾阴虚血燥，虚热内生所致，故均以本方治之。吕用晦赞其："取地黄丸之探原而不隔于中，取生地黄汤之降火而不犯于下，真从来之所未及。"《邯郸遗稿》中又有清肝滋肾汤，用药与本方相似而少山栀子、酸枣仁、当归，治妊娠恶阻，少阴肾水既养胎，少阳之火益炽，常与逍遥散合用。《临症验舌法》心与小肠病中，舌见赤色干燥而属小肠阴虚火旺者，以滋水清肝饮去柴胡，加生地黄、木通治之。《冷庐医话》以本方治心痛、胃病、胁痛由肝气为患者，并谓："俾肾水涵濡肝木，肝气得舒，肝火渐熄而痛自平。"

【现代研究】滋水清肝饮能改善机体高凝状态，松弛血管平滑肌，保护血管内皮功能，对原发性高血压早期肾脏损害亦有较好疗效。研究表明，滋水清肝饮能提高 C 型利尿钠肽（CNP）活性，调节血管内皮功能，保护血管内皮，从而发挥降低血压的效应。实验研究表明，滋水清肝饮能提高围绝经期抑郁模型大鼠 ER-α mRNA 的转录水平，使 ER-α 合成增加，提高 E-ER 的生物效应，进而升高脑内 5-HT 含量，降低围绝经期抑郁症的发生。

15. 二至丸

【出处】清·汪昂《医方集解》。

【组成】女贞子、旱莲草（一方加桑椹干为丸，或桑椹熬膏和入）。

【用法】女贞子不定量，蒸熟阴干，碾细筛净，将旱莲草不拘量水煮 3 次，取汁煎熬，浓缩成流浸膏，加适量蜂蜜搅匀；或加干桑椹与旱莲草混合煎熬，如上法浓缩成膏，仍适量加蜂蜜搅匀，女贞子粉末拌入和为丸，每丸约重 15g，置玻璃缸中待用。早晚各服 1 丸，开水送下。

【功效主治】补肾养肝。本方所治为肝肾阴亏证。阴虚精血亏损，筋骨失养，故腰膝、下肢酸软；阴虚火旺，魂不守舍，精关不固，阴精不得上荣，故头昏目眩，早年须发，口苦咽干，失眠多梦，遗精滑脱。

【方解】本方为平补肝肾之剂。方中女贞子甘苦凉，滋肾补肝，辅旱莲草甘酸寒，滋阴益精，凉血止血。本方药味少，药性温和，补而不滞，宜常服用。至于又方加甘寒之桑椹，更加强了滋养肝肾之效。

【名家论述】清·费伯雄《医方论·卷一》："二至丸，取意甚佳，尚嫌力量浅薄，加入天冬、地黄、人参，以三才合二至始为得力。"

【现代研究】研究发现，二至丸可明显提高免疫力低下小鼠脾淋巴细胞的增殖能力、腹腔巨噬细胞的吞噬能力，以及 IL-1、IL-2 和 IL-12 的水平，表明二至丸调节免疫平衡可能与其改善 T 淋巴细胞因子及其 mRNA 表达水平有关。有学者发现，二至丸含药血清能明显增加大鼠原代成骨细胞 ALP 活性和矿化结节数量，具有良好的促进成骨细胞增殖、分化、矿化作用。另有研究发现，用中药复方二至丸（EZW）治疗 12 周后，绝经后骨质疏松症大鼠下颌骨体积骨密度、骨小梁数量、骨小梁厚度、骨小梁连接度及结构模型指数较 OVX 组（去卵巢组）有明显上升，反之骨小梁分离度出现明显下降。二至丸组中 Wnt3a、Irp5、P-catenin 的 mRNA 表达明显上升，提示中药复方二至丸对绝经后大鼠模型下颌骨的骨质疏松具有防治作用，其作用机制与 Wnt3a/Irp5/P-catenin 经典信号通路有关。

16. 虎潜丸

【出处】元·朱丹溪《丹溪心法》。

【组成】黄柏半斤（240g），酒炒龟甲四两（120g），酒炙知母二两（60g），酒炒熟地黄、陈皮、白芍各二两（60g），锁阳一两半（45g），虎骨

（用狗骨代）一两（30g）（炙），干姜半两（15g）。（《医方集解》所载虎潜丸尚多当归、牛膝、羊肉三味）

【用法】上为末，酒糊丸，一方加金箔一片，一方用生地黄，懒言者加山药（现代用法：上为细末，炼蜜为丸。每丸重9g，每次1丸，日服2次，淡盐水或温开水送下。亦可水煎服，用量按原方比例酌减）。

【功效主治】滋阴降火，强壮筋骨。该方适用于肝肾不足，阴虚内热之痿证。临床当以腰膝酸软、筋骨痿弱、步履乏力，或眩晕、耳鸣、遗精、遗尿、舌红少苔、脉细弱为使用依据。

【方解】本方为治疗肝肾阴亏痿证的常用方，由大补阴丸加减而成。方用黄柏、龟甲滋阴去火为主，其中又以黄柏用量独重，故其意在以去火为先。辅以知母助黄柏泻火清热；白芍、熟地黄助龟甲滋阴补血，滋益肝肾。主辅相合，滋阴降火并用以固其本。更以虎骨（现用狗骨）强壮筋骨；锁阳温阳益精；干姜、陈皮温中行气，为佐药。诸药配伍，使泻火不伤阴，补阴而不滞，阳中求阴，标本兼治。临证如治痿证，加川续断、杜仲、菟丝子；治肌肉萎缩，加仙灵脾、鹿筋、薏苡仁；脾虚，加白术、山药。

《医方集解》所载虎潜丸，较本方多牛膝、当归、羊肉三味，其补精血强筋骨之力更为显著。

【名家论述】

明·吴崑："此亦治阴分精血虚损之方也。虎，阴也；潜，藏也。是方欲封闭精血，故曰虎潜。人之一身，阳常有余，阴常不足。黄柏、知母，所以滋阴。地黄、归、芍，所以养血。牛膝能引诸药下行。锁阳能使阴精不泄。龟得天地之阴气最厚，故用以补阴。虎得天地之阴气最强，故用以壮骨。陈皮所以行滞。而羊肉之用，取其补也。"（《医方考》）

清·费伯雄："虎潜丸，息肝肾之虚风，风从虎，虎潜则风息也。惟知、柏苦寒，用以泄肾经之邪火则可。若谓补肾滋阴，则予不以为是，不如用枸、菟等类为佳。"（《医方论》）

【现代研究】试验观察显示，虎潜丸具有明显的镇痛作用。对化学刺激物醋酸所致受试小鼠扭体反应有明显的抑制作用；对高热致痛引起的受试小鼠甩尾反应，可明显提高痛反应阈值。抗炎作用试验显示，对受试大鼠佐剂性关节炎病程进展有明显的抑制作用；对原发性炎症反应、继发性炎症反应病理进程均有明显的抑制作用。另外，虎潜丸能明显延长肾虚证模型小鼠负重游泳持续时间，具有抗疲劳的作用。

17. 补阳还五汤

【出处】清·王清任《医林改错》。

【组成】生黄芪四两（120g），当归尾二钱（6g），赤芍一钱半（6g），地龙（去土）一钱（3g），川芎一钱（3g），红花一钱（3g），桃仁一钱（3g）。

【用法】水煎服，每日1剂，分2次服。

【功效主治】补气，活血，通络。本方是治疗中风后遗症的常用方，又是益气活血法的代表方，可用于皮肌炎之气虚血瘀证。临床应用以半身不遂，口眼㖞斜，语言謇涩，小便频数或遗尿不禁，舌黯淡，苔白，脉缓无力为辨证要点。本方需久服才能有效，愈后还应继续服用，以巩固疗效，防止复发。

【方解】本方证由正气亏虚，气虚血滞，脉络瘀阻所致。正气亏虚，不能行血，以致脉络瘀阻，筋脉、肌肉失养，故见半身不遂，口眼㖞斜。正如《灵枢·刺节真邪第七十五》所言："虚邪偏客于身半，其入深，内居营卫，营卫稍衰，则真气去，邪气独留，发为偏枯。"气虚血滞，舌本失养，则语言謇涩。气虚失于固摄，则口角流涎，小便频数，遗尿不禁。舌黯淡，苔白，脉缓无力，为气虚血瘀之征。本证以气虚为本，血瘀为标，即王清任所谓"因虚致瘀"。治当以补气为主，活血通络为辅。本方重用生黄芪甘温补气，升提固摄，既可补脾胃中气，促气旺则血行，瘀去络通，又可固摄经络真气以除痿废，为君药。当归尾活血养血，祛瘀而不伤血，为臣药。佐以赤芍、川芎、桃仁、红花四味，助当归尾以活血祛瘀；又佐性善走窜之地龙，通经活络，力专善走，周行全身，以行药力。诸药合用则气旺血行，瘀消络通，诸症可愈。

本方的配伍特点是大量补气药与少量活血药相伍，以大补元气为主，活血通络为辅，使气旺则血行，且补气而不壅滞，祛瘀而不伤正。本方生黄芪用量独重，但开始可先用小量（一般从 30～60g 开始），效果不明显时，再逐渐增加用量。原方活血祛瘀药用量较轻，使用时可根据病情适当加量。若半身不遂以上肢为主者，可加桑枝、桂枝以引药上行，温经通络；以下肢为主者，加牛膝、杜仲以引药下行，补益肝肾；语言不利者，加石菖蒲、郁金、远志等以化痰开窍；口眼㖞斜者，可加牵正散以化痰通络；不遂日久，效果不显著者，加水蛭、虻虫以破瘀通络；偏寒者，加熟附子以温阳散寒；脾胃虚弱者，加党参、白术以补气健脾。痰浊盛，加竹沥、天竺黄、天南星；高血压头痛，加菊花、石决明、珍珠母；血脂偏高，加山楂、麦芽；心烦失眠，加酸枣仁、夜交藤；肢体痿软，加仙灵脾、熟地黄；肌肉萎缩，加鹿角胶、阿胶。

【使用注意】中风后半身不遂，属阴虚阳亢，痰阻血瘀，舌红苔黄，脉洪大有力者，非本方所宜。

【名家论述】《医学衷中参西录》上册："至清中叶王勋臣出，对于此证，专以气虚立论。谓人之元气，全体原十分，有时损去五分，所余五分，虽不能充体，犹可支持全身。而气虚者，经络必虚，有时气从经络虚处透过，并于一边，彼无气之边，即成偏枯。爰立补阳还五汤，方中重用黄芪四两，以峻补气分，此即东垣主气之说也。然王氏书中，未言脉象何如，若遇脉之虚而无力者，用其方原可见效。若其脉象实而有力，其人脑中多患充血，而复用黄芪之温而升补者，以助其血愈上行，必至凶危立见，此固不可不慎也。"

【现代研究】对于新生大鼠缺氧缺血性脑损伤，补阳还五汤可延迟大脑性能受损的时间，减少凋亡细胞和炎性细胞。补阳还五汤对血管痴呆大鼠的海马神经元发挥保护作用，可增加 ERK2 和钙／钙调蛋白依赖的蛋白激酶Ⅱ，参与突触的重建，促进血管痴呆大鼠的学习和记忆恢复。研究显示，补阳还五汤可改善肾病综合征患者前列腺素 F1α、内皮素和降钙素等基因相关肽，还可以通过减少动脉血栓模型大鼠血液中血小板活化因子的含量来减少动脉血栓的形成，使血栓的干重和血栓干重与体重的比值降低。

18. 百合固金汤

【出处】《慎斋遗书》。

【组成】熟地黄、生地黄、当归身各三钱（各9g），白芍、甘草各一钱（各3g），桔梗、玄参各八分（各6g），贝母、麦冬、百合各一钱半（各4.5g）。

【用法】水煎服，每日1剂，分2次服。

【功效主治】滋养肺肾，止咳化痰。可用于干燥综合征、系统性红斑狼疮、皮肌炎等病变累及肺脏，肺肾阴虚，虚火上炎者。

【方解】本方为明代著名医家周子干创制，《慎斋遗书》虚损之阴虚中以之治疗："手太阴肺病，有因悲哀伤肺，患背心前胸肺募间热，咳嗽咽痛，咯血，恶寒，手大拇指循白肉际间上肩背，至胸前如火烙。"书中在药物后面添加"如咳嗽，初一二服加五味子二十粒"，原书周氏所论较简，但可看出其证与阴虚肺热有关。至清代汪昂明确指出本方有"助肾滋水，保肺安神，清热润燥，除痰养血"之功，用于肺肾阴虚，虚火上炎之"肺伤咽痛，喘嗽痰血"（《医方集解》）。汪氏还指出：本证之成，始于"金不生水，火炎水干"，方中配伍二地、玄参意在滋水以生金，因"肺肾为子母之脏，故补肺者，多兼滋肾"（《医方集解》），提示运用本方时应主要着眼于肺阴虚。汪氏之论得到后世医家的普遍认同。《医宗金鉴》卷五以百合固金汤治疗肺虚作喘，"若喘促夹痰者，以百合固金汤主之"，但在组成中加有天冬。本方沿用至今，成为临床治疗阴虚肺燥咳嗽痰血证的首选方剂。后世有人将本方改为丸剂，名"百合固金丸"（《医钞类编》），又名"固金丸"。

【使用注意】方中药物多属于甘寒滋润之品，脾虚便溏，食少纳呆者，慎用或忌用。服用本方时应忌用生冷、辛辣、油腻之品。

【名家论述】

明·吴崑《医方考》："此方金水相生，又兼养血，治肺伤咽痛失血者最宜。李士材谓，清金之后，急宜顾母，识解尤卓。予谓咽痛，一定急当培土生金也。"

清·张秉成《成方便读》："百合色白，其形象肺，故能独入金家，为保肺宁神，清金润燥之品。又肺肾为子母之脏，《医贯》所谓母藏子宫，子隐母胎，故水虚则金受火刑。地黄、玄参，壮水之主；麦冬、贝母，清肺之烦；白芍平肝以保肺；当归引血以归经；甘、桔本为成方，可以利咽喉而宣上部之结热也。"

【现代研究】

（1）镇咳、化痰作用：百合固金汤对氨水雾化致咳小鼠、豚鼠均具有镇咳作用；还能明显增加小鼠气管酚红排泌量、大鼠气管痰排量，具有镇咳、化痰作用。

（2）抗炎作用：百合固金汤对大鼠蛋清足趾炎症性肿胀、醋酸致小鼠腹腔毛细血管通透性增高、CMC 钠溶液引起大鼠白细胞游走反应均有明显的抑制作用。

（3）免疫调节作用：通过尾静脉注射 $H_{37}Rv$ 菌悬液建立昆明种小鼠肺结核模型，用衡量补体、依赖性细胞毒试验法检测 T 淋巴细胞及其亚群、受试小鼠死亡情况，观测百合固金汤治疗该模型的效果。试验结果显示，百合固金汤具有较好的免疫调节作用，能够提高该模型受试小鼠 $Thy-1^{+}$、$L_3T_4^{+}$ 细胞的百分率及 $L_3T_4^{+}/Lyt_2^{+}$ 比值，以促进对肺结核的治疗，可能是其治疗肺结核的主要作用机制之一。

参考文献

[1] LIN Lin.Trains of Thought in Treating infectious Atypical Pneumonia wish Integrative Chinese and Western Medicine Approach[J].CJIM,2003,9（3）：162-164.

[2] 何神地，骆仙芳，赵玮，等.清瘟败毒饮对内毒素性急性肺损伤大鼠血清细胞因子 TNF-α、IL-8、IL-10 表达的影响[J].中华中医药学刊，2011，29（9）：2067-2070.

[3] 翟玉祥，卞慧敏，杨进，等．清营汤对营热阴伤证动物模型的作用及其机理 [J]．中国实验方剂学杂志，2004，10（5）：53.

[4] 戴春福，翁晓红．清营汤降低家兔营分证体温的实验观察 [J]．成都中医学院学报，1993，16（4）：38.

[5] 郝月琴，肖景文，张腾．加味百合固金汤治疗肺结核的实验研究 [J]．中医药信息，2000（3）：61-62.

[6] 刘新槐，宋崇顺，师园，等．清营汤与清热解毒药配伍的实验研究 [J]．中药药理与临床，1995（2）：9.

[7] 翟玉祥，卞慧敏，杨进，等．清营汤及其拆方对营热阴伤证动物模型的作用 [J]．中药药理与临床，2003，19（6）：3.

[8] 付丽媛，翟玉祥，王灿辉，等．清营汤对实验性糖尿病大鼠血液流变的影响 [J]．中医研究，2007，20（5）：16.

[9] 宋欣伟，常中飞，荣仔萍，等．清营汤对热盛阴虚证心力衰竭大鼠心肌微结构心肌细胞因子影响的实验研究 [J]．中华中医药学刊，2007，25（9）：1838.

[10] 付丽媛，翟玉祥，杨进，等．清营汤对实验性糖尿病大鼠肾脏早期病变的影响 [J]．中药药理与临床，2007，23（2）：2.

[11] 傅雷．加减清营汤对血栓闭塞性脉管炎患者血脂和体液免疫的调节作用 [J]．南京中医药大学学报，2005，21（6）：360.

[12] 王敏，傅雷，江励华，等．加减清营汤对 H_2O_2 损伤的血管内皮细胞存活率和 SOD 活力的影响 [J]．中华中医药学刊，2008，26（1）：141.

[13] 宋乃光，赵岩松，马小丽，等．清营汤对烧伤小鼠治疗作用机理的实验研究 [J]．北京中医药大学学报，2002，25（1）：32.

[14] 傅雷，吴颢昕，徐晋，等．加减清营汤对大鼠体液免疫及血液流变学的影响 [J]．南京中医药大学学报，2003，19（4）：220.

[15] 杨伟鹏，李冀，姚凤云，等．清热凉血法治疗过敏性紫癜的抗炎实验研究 [J]．中医药信息，2004，21（1）：50.

[16] 李冀，杨伟鹏，肖洪彬，等．清热凉血法治疗过敏性紫癜的抗过敏、抗变态反应实验研究 [J]．中医药学报，2004，32（3）：9.

[17] 张云璧，瞿幸，任映，等.犀角（水牛角）地黄汤对急性皮炎及变态反应性皮炎动物模型作用的实验研究 [J].中国实验方剂学杂志，2008，14（3）：61.

[18] 王醒，薛博瑜.茵陈犀角地黄注射液对实验性急性肝衰竭大鼠 TXB2 和 PGF1α 的影响 [J].江苏中医，2001，22（11）：56.

[19] 张艳萍，杨芙蓉，施昌年，等.球结膜微循环观察牛角地黄汤治疗家兔 DIC 模型的效果 [J].微循环学杂志，1992，2（1）：12.

[20] 关现军.加味犀角地黄汤作用机理初探 [J].西南民族学院学报（自然科学版），1999，25（3）：292.

[21] 陈利国，屈援，胡小勤，等.犀角地黄汤对肾上腺素与低温处理大鼠血管内皮细胞黏附分子表达的影响 [J].中国病理生理杂志，2006，22（3）：547.

[22] 周刚，黄颖，谢婷，等.宣痹汤对 II 型胶原诱导的关节炎大鼠 TH1/TH2 细胞漂移的影响 [J].安徽中医学院学报，2007，26（2）：26-29.

[23] 刘长发，龙旭阳，杨春壮.宣痹汤加减方对佐剂性关节炎大鼠 IL-2 的影响 [J].中国中医药科技，2006，13（1）：29.

[24] 刘成德，王振宇，李淑莲.宣痹汤对 AA 大鼠模型滑膜组织病理改变的影响 [J].中医药信息，2007，24（1）：60-62.

[25] 黄颖，周刚，谢婷，等.宣痹汤对 II 型胶原诱导的关节炎大鼠关节组织 VEGF 的影响 [J].安徽中医学院学报，2008，27（2）：27-29.

[26] 许伏新，侯士良.三妙散镇痛抗炎作用的实验研究 [J].基层中药杂志，1999，13（1）：15.

[27] 冯启光.探讨四妙散加减治疗痛风的疗效及中药药理分析 [J].中国保健营养，2016，26（15）：334.

[28] 王振宇.四妙丸对类风湿性关节炎作用的实验研究 [D].哈尔滨：黑龙江中医药大学，2007.

[29] 王伟，史天慧.当归拈痛汤治疗类风湿性关节炎的实验研究 [J].黑龙江中医药，2000，35（3）：6.

[30] 刘刚，袁立霞. 当归拈痛汤及其拆方对佐剂性关节炎大鼠滑膜组织 Fas/FasL mRNA 表达的影响 [J]. 中医药信息，2008，25（3）：32-34.

[31] 袁立霞，余志坚. 当归拈痛汤及其拆方对佐剂性关节炎大鼠滑膜组织 ICAM-1 调节作用的实验研究 [J]. 中国中医基础医学杂志，2009，15（1）：52-53.

[32] 王丹华，刘春芳，谭淑芳，等. 乌头汤对大鼠的镇痛作用及初步机制探讨 [J]. 中国实验方剂学杂志，2014，20（10）：109-112.

[33] 施旭光，王沛坚，葛峥，等. 乌头汤及其配伍对 AA 大鼠血清 IL-1β、TNF-α 的影响 [J]. 中药药理与临床，2007，23（4）：10-11.

[34] 韩建军，李菊梅，丁文元，等. 腰椎间盘突出程度与间盘组织肿瘤坏死因子水平的关系 [J]. 中国组织工程研究与临床康复，2008，12（33）：6462-6465.

[35] 牛淑芳，李佳霖，周媛. 身痛逐瘀汤加减治疗腰椎间盘突出症近期疗效观察 [J]. 中国实验方剂学杂志，2013，19（18）：334.

[36] 王志福，俞向梅，龚德贵，等. 身痛逐瘀汤对大鼠神经病理性疼痛及脊髓 p38MAPK 蛋白表达的影响 [J]. 江西中医药大学学报，2015，27（2）：87-90.

[37] 戴锦娜，李宏明，陈崇民. 独活寄生汤对大鼠佐剂性关节炎防治作用研究 [J]. 辽宁中医药大学学报，2011，13（12）：133-135.

[38] 李爱萍，何昌谋. 独活寄生汤对兔膝骨关节炎体液中 NO、SOD 水平的影响 [J]. 陕西中医，2010，31（10）：1430-1431.

[39] 万春飞，詹秀琴，孙玉明. 独活寄生汤含药血清对成骨细胞 OPG/RANKL 蛋白表达的影响 [J]. 吉林中医药，2013，33（1）：66-69.

[40] 张若楠，王三虎，任东青. 独活寄生汤对荷瘤小鼠的抗肿瘤作用研究 [J]. 中国实验方剂学杂志，2007，13（10）：28-31.

[41] 俞东容，杨汝春，李建秋，等. 防己黄芪汤对单侧输尿管梗阻大鼠肾组织 TGF-β1、BMP-7 的影响 [J]. 中国中西医结合肾病杂志，2011，12（12）：1041-1043.

[42] 冯劲立，沈海蓉，李想，等 . 防己黄芪汤对复合造模肝纤维化小鼠肝线粒体过氧化损伤的影响 [J]. 中药新药与临床药理，2010，21（5）：506-508.

[43] 罗晶，顾红缨，徐国宪 . 补中益气汤对脾虚小鼠 CTL 杀伤活性的调节 [J]. 长春中医药大学学报，2006，22（2）：63-64.

[44] 李滨，齐凤琴，李燕敏，等 . 补中益气汤抗肿瘤作用的实验研究 [J]. 中医药学报，2006，34（1）：22-23.

[45] 闫盈滨，闫中亮，吕中阳 . 六味地黄丸对慢性再生障碍性贫血的疗效及对 EPO、SCF 细胞因子活性的影响 [J]. 中医药信息，2010，27（4）：102-104.

[46] 刘妍，王蕾，赵晖，等 . 六味地黄和金匮肾气丸对实验性自身免疫性脑脊髓炎小鼠淋巴细胞亚群和 NK 细胞的影响 [J]. 中国实验方剂学杂志，2009，15（4）：42-47.

[47] 王燕，赵毅 . 大补阴丸对自身免疫病模型小鼠的免疫药理研究 [J]. 中药材，2007（5）：567-570.

[48] 陈青 . 滋水清肝饮干预原发性高血压早期肾脏损害临床研究 [J]. 中华中医药学刊，2010，28（6）：1332-1334.

[49] 谢海波，孙敏，陈新宇 . 滋水清肝饮对原发性高血压肝肾阴虚证血清 CNP 的影响 [J]. 中国中医药现代远程教育，2009，7（4）：47-48.

[50] 孙艳明 . 滋水清肝饮加减治疗围绝经期综合征相关情绪障碍的临床观察 [J]. 天津中医药，2013，30（11）：660-662.

[51] 姚干，王允，刘毅，等 . 二至丸有效部位群促进 T 淋巴细胞免疫活性的实验研究 [J]. 中成药，2014，36（3）：441-446.

[52] 程敏，王庆伟，刘雪英 . 二至丸含药血清对成骨细胞增殖分化及矿化的影响 [J]. 时珍国医国药，2013，24（7）：1555-1557.

[53] 孙为，晏奇，施斌 . 二至丸对绝经后骨质疏松症大鼠下颌骨微结构及 Wnt 经典信号通路的影响 [J]. 中国口腔种植学杂志，2013，18（2）：104-105.

[54] 刘菊福，黄黎，李德凤，等.健步虎潜丸的药理作用研究 [J].中国实验方剂学杂志，1999，5（2）：46-48.

[55] Liu X，Min Y，Gu W，et al.Buyanghuanwu Tang therapy for neonatal rats with hypoxic ischemic encephalopathy[J].Int J Clin Exp Med，2015，8（10）：18448-18454.

[56] Jinglong T，Weijuan G，Jun L，et al.The molecular and electrophysiological mechanism of buyanghuanwu decoction in learning and memory ability of vascular dementia rats[J].Brain Res Bull，2013（9）：13-18.

[57] WU Yusheng，YANG Jianhui，JIANG Liping，et al.Effect of Buyang Huanwu Decoctionon Plasma Thromboxane B2，6-Keto-Prostaglandin F1α，Endothelin and Calcitonin Gene Related Peptide in Primary Nephrotic Syndrome Patients[J].CJIM，2000，6（1）：6-9.

[58] Zhang Jiping，Li Changling，Guo Xinxin，et al.Effect of Buyang Huanwu Decoctionon Platelet Activating Factor Contentin Arterial Blood Pre-and Post-Arterial Thrombosisin Rats[J].Journal of Traditional Chinese Medicine，2001，21（4）：299-302.

[59] 吴清和，吴山，李育浩，等.百合固金汤的药效学研究 [J].广东药学院学报，1998，24（1）：23-26.

第七章

炎性疾病的护理与调摄

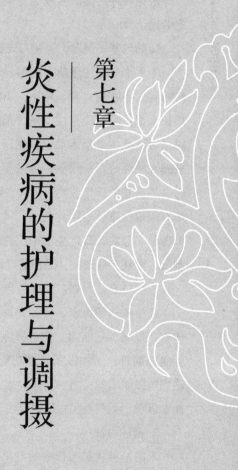

一、避免诱发因素

避免各种可能激发或加重病情活动的诱因，增强体质，调适情绪，注意劳逸结合。

1. 防风寒、潮湿，避免日光直接照射

冬春季节要注意防寒防湿，切忌风吹受寒或雨淋受湿。夏季穿长袖长裤睡觉，不宜用竹席、竹床；不游泳，注意保暖不受凉，尤其关节部位要用护套保护。避免直接受风，预防感冒。天阴欲雨时，病情往往剧增，此时患者应减少外出活动，并注意保暖。切忌当风而卧或睡中吹电扇。床上被褥在晴天宜经常暴晒，以祛潮气。天晴经常开门开窗，以通气祛湿。同时，尽量避免日光直接照射（主要是紫外线），外出时戴帽子、手套，穿长袖衣服或打伞；不用化妆品、染发剂；避免接触农药、化工原料及某些装饰材料。总之，日常生活中应注意避风、御寒、防湿及避免对皮肤的强烈刺激，截其患病来路，是预防之良策。

2. 保证充足睡眠，劳逸结合，适度运动

在患者病情稳定、体力允许条件下，通过自身坚持不懈的锻炼，增强体质，提高抗病能力。注意锻炼不宜疲劳，保持经常性，如此下去既运动了肌肉筋骨，又加强了胃纳功能，使身体气血流畅，体内阴阳协调平衡，达到增强体质的目的。身体健康，患病的机会就会减少。锻炼的种类很多，如太极拳、易筋经、八段锦等。

3. 精神愉快

人的精神状态与疾病的发生、发展有密切的关系。七情内伤可直接致病，亦可因七情内伤引起阴阳失调，气血亏损，御邪乏力，易为外邪侵入。应使患者清楚地认识到炎性肌病是种难治病，必须有坚定的信心和顽强的毅力，保持豁达开朗的精神状态，才能充分调动自身的抗病潜能，最终战胜疾病获得康复。患者遇事要学会自我克制，自我调节，勿郁郁寡欢、闷闷不乐，要心胸宽广，豁达大度，积极工作，愉快生活。

4. 饮食忌口

尽可能不进食海产品，忌食辛辣刺激食物，禁吸烟饮酒，勿暴饮暴食。皮疹显著的皮肌炎患者尤应注意饮食忌口，一方面忌食光敏食物，如芹菜、菌菇类等；另一方面则要忌食热性食物（如羊肉、辣椒、荔枝、桂圆等）及少食炙煿油炸食品，对有明确过敏史的海鲜发物也要忌。而对多发性肌炎患者则饮食适当放开，并鼓励患者多食健脾补肾的食品，如山药、薏苡仁、淡菜、蛇肉等，以帮助病情恢复。

二、皮肤护理

炎性肌病患者常出现以眼睑为中心的眼周水肿性紫红色斑，掌指关节紫红色丘疹，颈前及上胸红色皮疹，因此，应加强这些部位的皮肤护理，保持清洁、干燥，保持床单整洁，每日更换内衣。嘱患者勿用手抓挠，保持皮肤完整，预防感染。

三、肌肉炎症养护

伴有肌肉炎症的皮肌炎或多发性肌炎患者，应注意生活工作不能过于劳累，尤其在肌酶升高时建议以休息为主。同时，因患者四肢肌肉无力，要避免跌倒，防止意外。如果出现四肢近端肌肉酸痛、无力等表现时，患者应及时赴医院检查，如肌酶升高明显者，应在专科医生指导下调整治疗方案。进食困难时要嘱患者注意体位，防止呛噎。长期卧床的患者尤其应注意褥疮的护理，并发褥疮不但给患者带来很多痛苦，而且会通过疮面造成感染，加重病情，延长病程，严重者危及患者生命。褥疮的发生是因久病体虚，气血亏损，经脉受阻，肌肤失养，受压部位得不到血液营养而使肌肤腐烂。因此，护理中要鼓励患者多运动，转换位置，使人体气血流通。褥疮多发生于缺乏肌肉覆盖，或肌肉菲薄、与被褥接触及较长时间受压的骨突部位，如枕、颞、肩胛、肘关节、背脊、骶尾部、髋关节、膝关节、踝关节及足跟等，尤以骶尾部为多。护理人员必须加强责任心，使患者经常改换卧床姿势，使骨突部位轮流承受身体重量。经常鼓励或协助患者翻身，每2～3小时翻身一次，最长不超过4小时。翻身时避免拖、拉、推动作，防止擦伤皮肤。对经常受压的部位要设法抬高、悬空，骨隆突出处可垫气圈、棉垫、海绵等。如发现局部皮肤红润或瘀血，应积极采取措施，避免受压，定时按摩，防止褥疮的发生。

四、观测病症变化，定期复诊

对于急性发病的患者，要注意卧床休息，加强病情观察，如出现胸闷、气短、频繁干咳等呼吸肌、心肌累及症状，应积极进行中西医结合治疗；对慢性隐匿起病的患者，应定期随诊复查，这样非常有助于及早发现端倪，以便及时诊断，预防复发。要使患者了解到，炎性肌病是一种难治病，只有在临床经验丰富的专科医生指导下，坚持长期、系统、正规、合理的中西医结合治疗，才能达到最好疗效，切不可乱投医、滥用药或自行减量、随意停药，以免走"欲速则不达"的弯路。同时，应注意按摩肌肉，延缓肌肉萎缩的发生，防止并发症，并减少复发的次数。育龄期女性在病情不十分稳定时应尽量避免妊娠和人工流产，应在医师指导下生育。

五、适当食补，药膳调养

皮肌炎及多发性肌炎患者从中医辨证来看，多属脾胃亏虚、湿浊阻络，或肝肾不足、气血两亏，饮食调养可从以下两方面着手。

1. 脾胃亏虚、湿浊阻络证

（1）果仁排骨

原料：草果仁10g，薏苡仁50g，排骨250g，冰糖屑50g，葱、姜、黄酒、盐、油、酱、味精、麻油各适量。

制作：将草果仁、薏苡仁炒香后捣碎，再放入锅内加水适量，用文火煮沸10分钟，取药汁后，再加清水煮取汁，共取药汁500g。洗净排骨，斩成小块。葱切段，姜拍碎待用。排骨、药汁、葱、姜放入锅内，加清水适量，用武火煮沸后，转用文火煮至排骨七成熟，再在锅内放酱油、冰糖屑、味精适量，继续用文火煮至排骨熟，再烹黄酒，转用武火收浓汤汁，浇上麻油即成。

功效：健脾燥湿，行气止痛，消食平胃。

（2）归参山药猪腰

原料：当归 10g，党参 10g，山药 10g，猪腰 500g，酱油、醋、姜丝、蒜末、香油少许。

制作：猪腰切开，剔去筋膜臊腺，洗净，放在铝锅内，加入当归、党参、山药、水适量，清炖至猪腰熟透。捞出猪腰，待冷，改刀切成薄片，放在平盘上，浇上酱油、醋、姜丝、蒜末、香油等调料即可。

功效：养血，益气，补肾。

（3）薏仁大米粥

原料：薏苡仁 60g，大米 100g。

制作：将薏苡仁淘洗干净，放入锅内，加入 1500mL 清水，以旺火烧开，转入慢火煎煮。八成熟时，把淘净的大米放入锅内，熬成粥食用。

功效：健脾清热，利尿消肿。

（4）参苓白术茶

原料：炒白扁豆 150g，人参（可用党参 3 倍量替代）、白术、云茯苓、甘草、炒山药各 200g，莲子肉、桔梗、薏苡仁、砂仁各 100g，陈皮 150g。

制作：上药除人参外，共研为末，每包 30g，每日 1 包，加大枣（剖开）3 枚，加清水煎透，置于保温瓶中，盖闷 20 分钟。另用人参片 3.5g，加水半小碗，放锅中炖 30 分钟，然后将汁兑入药茶，参片嚼细吞咽。药茶于 1 日内频频饮完。

功效：健脾渗湿，益气调中。

2.肝肾不足、气血两亏证

（1）归芪炖鸡

原料：母鸡 1 只（约 1500g），当归 30g，黄芪 60g。

制作：将母鸡宰杀后，去毛及内脏，洗净，再将当归、黄芪饮片洗净，放入鸡腹内，加水及调料。煨炖至鸡肉熟透脱骨即成。

功效：养血益气，滋补身体。

（2）葱炖猪爪

原科：猪爪 4 只，葱 50g，盐适量。

制作：将猪爪除去毛桩，洗净，用刀剖成两片。葱切成段，放入盛有猪爪的锅内，加清水适量和盐少许，用武火烧沸后，转用文火烧煮，直至猪爪熟烂。分顿吃猪爪、喝汤。

功效：补气血，消水肿。

（3）鳝鱼强筋健骨汤

原科：鳝鱼 1 条（约 250g），党参 25g，当归 10g，牛蹄筋 15g，料酒、精盐、葱段、姜片、生油、肉汤各适量。

制作：蹄筋发胀，切成 6cm 长段。党参、当归洗净切片，装纱布袋扎口。鳝鱼宰杀，去内脏、骨、头，洗净切成条，入油锅中炸至金黄色捞出。锅中加适量肉汤，加入蹄筋、鳝鱼肉、盐、药包、料酒、葱、姜，煮至肉蹄筋熟烂，拣出药包、葱、姜即成。随量服用，佐餐、单服均宜，连续服用一段时间更佳。

功效：强筋健骨，活络止痛。

（4）当归猪胫骨汤

原料：当归 15 ～ 20g，猪胫骨 500g。

制作：上两味共煮汤，水沸 1 小时后取汤。温服，加少量盐调味。

功效：补肝肾，强筋骨。

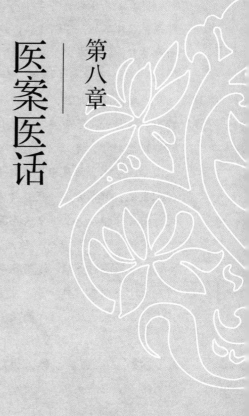

第八章

医案医话

第一节　古代名家医案医话

1. 真定府张大，年二十有九，素好嗜酒。至元辛未五月间，病手指节肿痛，屈伸不利，膝髌亦然，心下痞满，身体沉重，不欲饮食，食即欲吐，面色萎黄，精神减少。至六月间，来求予治之。诊其脉沉而缓，缓者脾也。《难经》云：俞主体重节痛。俞者，脾之所主，四肢属脾。盖其人素饮酒，加之时助，湿气大胜，流于四肢，故为肿痛。《内经》云：诸湿肿满，皆属脾土。仲景云：湿流关节，肢体烦痛，此之谓也，宜以大羌活汤主之。又云：风能胜湿，羌活、独活，苦温透关节而胜湿，故以为君。升麻苦平，威灵仙、苍术、防风辛温发之者也，故以为臣。血壅而不流则痛，当归辛温以散之；甘草甘温益气；泽泻咸平，茯苓甘平，导湿而利小便，以淡渗之。使气味相合，上下分散其湿也。

羌活、升麻各一钱　独活七分　苍术、防风（去芦）、甘草、威灵仙（去芦）、茯苓、当归、泽泻各半两

上十味㕮咀，作一服，水二盏，煎至一盏，去渣温服，食前一服，食后一服，忌酒、面、生冷硬物。

《卫生宝鉴》

【按】嗜酒湿盛之体，加之夏季多雨而潮湿（湿气较盛），复感外湿，内外相合，湿气大胜，流于四肢，故为肿痛。本案以善于透达关节的风药羌活、独活为主，有取其"风能胜湿"之意，其中羌活重在治上，独活偏于治下；升麻升举透发，威灵仙、苍术、防风辛温发散，四药能助主药祛除风寒湿邪为辅；当归养血活血，通络以止痹痛；甘草、茯苓、泽泻健脾利水，导湿下行。诸药合用，共奏渗湿通络、祛风散寒之功。

2. 周身掣痛，头不可转，手不能握，足不能运，两脉浮虚。浮虽风象，而内虚者，脉亦浮而无力。以脉参症，当是劳倦伤中，阳明不治之候。阳明者，五脏六腑之海，主束筋骨而利机关。阳明不治，则气血不荣，十二

经络无所禀受而不用矣。卫中空虚，营行不利，相搏而痛，有由然也。法当大补阳明气血，不与风寒湿所致成痹者同治。

人参　黄芪　归身　甘草　桂枝木　秦艽　白术

《叶天士医案精华》

此症与风病相似，但风则阳受之，痹则阴受之，故多重着沉痛。其在内经，不越乎风寒湿三气，然四时之令，皆能为邪，五脏之气，各能受病，其实痹者，闭而不通之谓也。正气为邪所阻，脏腑经络，不能畅达，皆由气血亏损，腠理疏豁，风寒湿三气，得以乘虚外袭，留滞于内，致湿痰浊血，流注凝涩而得之。故经云：三气杂至，合而为痹。又云：风胜为行痹，寒胜为痛痹，湿胜为着痹，以及骨痹、筋痹、脉痹、肌痹、皮痹之义，可知痹病之症，非偏受一气足以致之也。然而病症多端，治法亦异，余亦不能尽述，兹以先生治痹之法，为申明一二，有卫阳疏，风邪入络而成痹者，以宣通经脉，甘寒去热为主；有经脉受伤，阳气不为护持而为痹者，以温养通补，扶持生气为主；有暑伤气湿热入络而为痹者，用舒通脉络之剂，使清阳流行为主；有风湿肿痛而为痹者，用参术益气，佐以风药壮气为主；有湿热伤气，及温热入血络而成痹者，用固卫阳以却邪，及宣通营络，兼治奇经为主；有肝阴虚，疟邪入络而为痹者，以咸苦滋阴，兼以通逐缓攻为主；有寒湿入络而成痹者，以微通其阳，兼以通补为主；有气滞热郁而成痹者，从气分宣通为主；有肝胃虚滞而成痹者，以两补厥阴阳明为治；有风寒湿入下焦经隧而为痹者，用辛温以宣通经气为主；有肝胆风热而成痹者，用甘寒和阳，宣通脉络为主；有血虚络涩，及营虚而成痹者，以养营养血为主；又有周痹、行痹、肢痹、筋痹，及风寒湿三气杂合之痹，亦不外乎流畅气血，祛邪养正，宣通脉络诸法。故张景岳云：治痹之法，只宜峻补真阴，宣通脉络，使气血得以流行，不得过用风燥等药，以再伤阴气，亦见道之言也。

《临证指南医案·卷七·痹》

3. 扬郡一少妇，年十九，禀赋怯弱。庚辰春，因患痿疾，卧榻年余，首不能举，形瘦如柴，发结若毡，起便皆赖人扶，一粒不尝者五月，日惟啖甘蔗汁而已。服滋阴降火药百贴不效，有用人参一二钱者，辄喘胀不安，莫能措手。予诊其脉，六部俱软弱无力，知其脾困久矣。以补中益气汤加减治之，而人参更加倍焉。服二剂，遂进粥二盏，鸡蛋二枚。后以强筋健体之药调理数月，饮食步履如常，痿证悉除。

修园自记：

或问曰：诸人皆用滋阴降火，公独用补中益气，何不同如此也？

予曰：痿因内脏不足，治在阳明。阳明者，胃也。胃为五脏六腑之海。主润宗筋。宗筋主束骨而利机关，痿由阳明之虚而然。阳明胃土不能生金，则肺金热，不能荣养一身。脾虚则四肢不能为用，兹以人参为君，黄芪、白术等药为佐，皆健脾土之药也。土健则能生金，金坚而痿自愈矣。此东垣第一治法也。

又曰：向用人参一二钱，便作喘胀，今倍用一二钱，又加以诸补气药而不喘提其气，香附、抚芎、苍术、神曲解散其郁，贝母化其郁痰，砂仁快其滞气，郁气散，则金体坚，木平水王，何虑相火不降也？若夫木当夏月，成功者退，虽王不必专治，此用和中汤意也。

《陈修园医案》

4. 先天不足，骨髓空虚，常以后天滋补，栽培脾胃，脾胃得补，湿热壅滞，形体骤然充壮，而舌本牵强，两足痿软，不能行走，上盛下虚，病属痿躄。经云：湿热不攘，大筋软短，小筋弛长，软短为拘，弛长为痿是也。今拟法补先天之精气，强筋壮骨，以治其下；扶后天之脾胃，运化湿热，以治其中。然必耐心久服，确守弗懈，庶克获效。倘朝秦而暮楚，恐难许收功也。

熟地 茯苓 牛膝 桑枝 虎胫骨 川断 巴戟 黄柏 苍术 草薢 竹沥 姜汁

洗方：独活 当归 红花 陈酒糟 猪后脚骨 葱白头

《柳选四家医案选评》

【按】本案组方是根据丹溪虎潜丸、二妙丸化裁，治疗肾精亏损，湿热下注之痿躄。先后天同治，扶正与祛邪并施，可谓有节制之师。但临床见证，除下肢痿躄外，多有腰酸痛、小便浑浊等症。案中所谓"湿热壅滞，形体骤然充壮"，是言过服甘温、滋腻药或过食肥甘厚味，导致湿热内生，痰涎壅滞，形体肥胖，此并非正常生理现象。

5. 一人年七旬，病体热麻，股膝无力，饮食有汗，妄喜笑，善饥，痰涎不利，舌强难言，声嗄不鸣。李诊脉，左手洪大而有力，是邪热客于经络之中也。二臂外有数瘢，问其故，对以燃香所致。李曰：君病皆由此也。人身经脉，手之三阳，从手表上行于头，加以火邪，阳并于阳，势甚炽焉，故邪热妄行，流散于周身而为热麻。热伤元气，则沉重无力。热泄卫气则多汗，心火盛则妄喜笑，脾胃热则消谷善饥，肺金衰则声不鸣。仲景所谓因火为邪，焦骨伤筋，血难复也。《内经》云：热淫所胜，治以苦寒，佐以苦甘，以甘泻之，以酸收之。用黄柏、知母之苦寒为君，以泻火邪，壮筋骨。又肾欲坚，急食苦以坚之。黄芪、生甘草之甘寒，泻热补表；五味子酸，止汗补肺气之不足以为臣。炙草、当归之甘辛，和血润燥；升、柴之苦平，行少阳阳明二经自地升天，以苦发之者也，以为佐。命其方曰清阳补气汤。又缪刺四肢，以泻诸阳之本，使十二经络相接而泄火邪，不旬日而愈。

震按：东垣论病，悉本《内经》，简明确切，能发其所以然之故。用药亦本《内经》，以药性气味配合脏腑经络，绝无粉饰闲词，而轩岐要旨昭然若揭，诚非挽近可及。第药止一二分至四五分，何太少耶？岂以气味配合得当，机灵而径捷耶？后贤常云：愿学仲景，不学东垣。然东垣以极轻之分两，能愈疑难之久病，亦正易学。

《古今医案按》

6.李某，疟邪失汗误药，湿邪入络，四肢痿废。用除湿理络，手足能运，然值冬寒气血敛涩，少腹逼窄，背脊拘急，胫膝麻顽，步履歪倒，知其阴阳维不司约束，侵及任督俱病也。用杜仲、狗脊强筋骨而利俯仰，五加皮、牛膝益肝肾而治拘挛，当归、白芍以和营，茯苓、萆薢以逐湿，秦艽、独活以治痹，玉竹、桑枝以润风燥，理肢节，加桑寄生通经络。煎服十数剂，诸症渐减。又将前方参入鹿胶、沙苑子、小茴香以通治奇脉，丸服酒下，获痊。

《清代名医医话精华·林羲桐》

【按】寒为冬季主气，疟邪失汗则营卫不调腠理开，风寒湿之邪入络，寒湿同为阴邪，互相凝结于经络之间，血脉闭塞，阳气受损，盖徒用除湿理络，寒凝难去，湿邪不解。寒湿伤阳，汗后感湿又加重阴伤，时久而见阴阳两伤，任督俱病。故治疗上尤重视温阳壮督，配以祛风散寒除湿，内外兼顾，寒湿易去。汗后伤阴，营卫不和，腠理不固，外邪易趋，所以治疗同时给予益阴和营之归、芍、玉竹、鹿角胶，营卫和，腠理固，邪无来路，以绝后患。

7.黄。病后胃阴未复，不能束筋骨而利机关，四肢软弱则为痿；寒湿之邪，因虚而着于经络，肢节强痛则为痹。此证两候兼有，病在痿痹之间，得通络之剂而平。刻诊脉象带数，左手弦搏，是阴气不充，风木浮动之兆。兼见舌浊脘闷，浊气中阻。拟于养阴通络中，佐以息风疏浊。

全当归（酒炒），东白芍，宣木瓜（酒炒），白苡仁，左秦艽（酒炒），刺蒺藜，大生地，广陈皮，长牛膝，石决明，江枳壳，五加皮（酒炒），丝瓜络（酒炒），嫩桑枝（酒炒）。

《柳宝诒医案》

【按】此乃病后感寒之痿痹证。热病后阴液耗伤，筋脉肌肉失养，发而成痿。现感寒湿之邪，痹阻经脉，留而不去，痹痿合证。本应以通络为治。然现以阴虚为重，阴不涵阳，恐有肝风内动之嫌。故以当归、白芍、生地黄、牛膝、刺蒺藜、石决明养阴涵养，平抑内风为主。兼以木瓜、苡仁、秦艽健脾除湿，桑枝、丝瓜络、五加皮通络，以利湿行。

8.张。长夏历节痛痹，身重肢软，风湿淫注，血脉失于宣通，治用驱风逐湿，通调血脉。独活、川乌（制）、当归、牛膝（蒸）、姜黄、威灵仙、防己、松节、乳香、桑枝、寻骨风，水酒各半煎，外用风药煎汤熏洗而康。

《类证治裁》

9.江应宿北游燕，路过山东。孙上舍长子文学病瘵，延江诊视，曰：无能为矣。经云：大肉已脱，九候虽调，犹死。而况于不调乎？时夏之半，六脉弦数，既泄且痢，脾传之肾，谓之贼邪侵脾，病已极矣。不出八月，水土俱败，至期而逝，敢辞。孙曰：内人请脉之，形容豫顺，语音滑亮，不显言何症。诊毕，孙问何病。江曰：寸关洪数，尺微欲绝，足三阳脉逆而上行，上实下虚，此痿证也。病虽久可治。孙曰：何因而得此。江曰：经云，悲哀太过，则胞络绝，胞络绝则阳气内动，发则心下崩，数溲血也。大经虚空，发为肌痹，传为脉痿，有所失亡，所求不得，则发肺鸣，鸣则肺热叶焦，发为痿躄，此之谓也。孙曰：果因哭子忧伤，两脚软弱无力，不行起者，七越岁矣。或以风治而投香燥，或认虚寒而与温补，殊无寸效。江曰：湿热成痿，正合东垣清燥汤例。但药力差缓，难图速效。以独味杜仲，空心，酒水各半煎服，日进清燥汤，下潜行散，兼旬，出房门。无何病瘵子死，哀伤复作。

《古今医案按》

10.【肌痹】即湿痹着痹也。浑身上下左右麻木，属卫气不行。神效黄芪汤。皮肤麻木，属肺气不行。本方去荆芥，倍黄芪，加防风。肌肉麻木，属营气不行。本方去蔓荆，加桂枝、羌活、防风。丹溪曰：麻为气虚，木为湿痰败血。

【肌痹】神效黄芪汤：芪、参、芍、陈、草、蔓荆子。尿涩加泽泻，身热加丹皮。

《类证治裁》

11.【脾痹之症】即肌痹也。四肢怠惰，中州痞塞，隐隐而痛，大便时泻，面黄足肿，不能饮食，肌肉痹而不仁，此脾痹之症也。

《症因脉治》

12.痹虚，谓气虚之人病诸痹也。宜用加减小续命汤，风胜行痹倍防风，寒胜痛痹倍附子，湿胜着痹倍防己，皮痹加黄芪或桂枝，皮脉痹加姜黄或加红花，肌痹加葛根或加白芷，筋痹加羚羊角或加续断，骨痹加虎骨或加狗脊。有汗减麻黄，便溏减防己，寒胜减黄芩加干姜，热胜减附子加石膏，加减治之。痹实，谓气血实之人病诸痹也。宜用增味五痹汤，即麻黄，桂枝，红花，白芷，葛根，附子，虎骨，羚羊角，黄芪，甘草，防风，防己，羌活也。行痹以羌活，防风为主，痛痹以麻黄，附子为主，着痹以防己，羌活为主，皮痹以黄芪，桂枝皮为主，脉痹以红花，桂枝为主，肌痹以葛根，白芷为主，筋痹以羚羊角为主，骨痹以虎骨为主，增味于五痹治之可也。

《医宗金鉴》

第二节　现代名家医案举例

1.朱良春

朱良春（1917—2015），早年拜孟河御医世家马惠卿先生为师，继学于苏州国医专科学校。1938年毕业于上海中国医学院，师从章次公先生，深得其传。从医近80载。他是南通市中医院首任院长，2009年被评为国医大师，是首批30位国医大师之一。他先后研制了益肾蠲痹丸、复肝丸、痛风冲剂等中医新药，对医治风湿、肿瘤、脾胃等疑难疾病疗效显著。

朱老认为，皮肌炎的致病原因多为先天禀赋不足或后天失养，气血两虚，外邪乘虚而袭，"主客交病"之故，临床有湿热交结，身痛发热，四肢软弱无力，肌肉疼痛，甚至月经紊乱，脱发，吞咽困难等症状。除皮肤损害出现紫红斑或"眼睑肌炎"外，实验室检查常见肝功能异常，B超检查肝脾肿大、回声改变等。朱老治疗此病重视辨病和辨证相结合，注重调整整体机能，在辨证分型的基础上分别采用追风化湿、搜风通络、清热透邪、活血化瘀、镇痛消肿、滋阴养血、扶正培本等法，临床疗效卓著。

（1）主客交病邪正搏，三甲加减攻寓补　"邪之所凑，其气必虚"。吴又可在《温疫论》中首以"主客交病"之说，专论因营血不足，疫气内侵，客邪胶固于血脉，主客交混而致谷气暴绝，更加胸膈痞闷，身疼发热，彻夜不寐等病症，创订三甲散（鳖甲、龟甲、山甲、当归、川芎、甘草、䗪虫、僵蚕、蝉衣、生牡蛎）治疗。此方滋阴养血，清热透邪，搜风通络，蠲痹消，扶正培本，面面兼顾，有滋透并行，攻补兼施之妙。朱老仿三甲散之意随证增减，治疗皮肌炎收到满意疗效。

古方今用，全在辨明病机。"主客交病"为客邪与不足之营血相互胶结，合而为一的温疫病之变证，虽吴又可所论之病症今不多见，但其发病机理，和所创之滋阴清热、通络透邪、扶正培本、滋透并行、攻补兼施之三甲散恰合西医所说的结缔组织疾病的病机，此方能分解主客之交混，攻中寓补，大可增强和提高免疫能力，盖邪去正自复，故治疗结缔组织病每收佳效。本病许多同道亦认为是风、寒、湿、热四邪外袭，日久不解，化热化毒，热伤经脉，瘀血阻络为病，但据笔者临床体会，决非一般的祛风除湿、通经止痛药所能胜任治疗，故用大毒之马钱子合虎杖、甘草煎汁外洗浸渍以除关节剧痛。马钱子辛苦寒，功能消肿散结，化瘀软坚，祛风散寒，通络止痛，尤对肌肉萎缩、肢体麻痹及骨关节剧痛等顽疾的治疗，屡有奇功。临床体会：马钱子散结，消肿止痛，生猛熟缓，攻关拔痛，功过虫蚁，力胜乌附；其有效成分多在生药皮毛中，生药切薄片煎汁外用，直达病所，大能发挥马钱子的有效成分，增强止痛的功效。为防止中毒，故伍以甘草同煎，且只用于四肢关节，不可用于皮嫩肉薄血管汇集的部位，如头部、腹部、前阴部，以防不测。虎杖有祛风、利湿、破瘀、通经、止痛、解一切热毒、利大小便之功，且有抗菌消炎的作用，故合甘草，更增马钱子外用的消炎止痛之功。皮肌炎属西医学之免疫性疾病，乃因免疫复合物的胶固沉积，造成组织损伤和机能障碍，变生痼疾。此即吴又可所论的"主客交混，最难得解"，发为"主客交病"之相似之处。三甲散之方意似从仲景升麻鳖甲汤悟出，相似之处是升麻鳖甲汤乃通络散结，由表透外之方。升麻和鳖甲同用，则深入阴分，透出阳分。此方鳖甲和蝉衣、僵蚕同用，更有深入阴分、透毒邪外出之妙。后世杨栗山之《寒温条辨》首推蝉衣、僵蚕为治疗时行温病之要药。乃取僵蚕功能散风降火，化痰软坚，解毒疗疮，蝉衣轻清灵透，为治疗血病圣药，且能祛风胜湿，透热解毒。三甲散中鳖甲、穿山甲、䗪虫同用，功能化瘀通络，消散结，故对皮肌炎患者查有肝脾肿大者更为合拍。据历年报道和笔者临床所见，皮肌炎患者多扪及肝脾肿大，此亦是时医用激素治疗久久不愈的原因之一。三甲散用归、草乃祛邪不忘扶正也。

（2）久病虚损治脾肾，金匮肾气疗效神　皮肌炎患者久用激素治疗，缠绵不愈，乃致脾肾虚损者，非三甲散所能胜任，当从虚损论治。盖脾主四肢，主肌肉，又因肾阳虚衰，火不生土，四肢不得禀水谷之气，即出现神疲身倦，肌肤疼痛，四肢软弱无力，或眼睑红肿，甚至颜面浮肿，吞咽困难，毛发脱落，全身多汗。命火不足则不能暖脾以助运化，即有饮食少思，便溏次多。肾主骨、藏精，肾阴阳两虚，骨失所养，见腿足软弱，四肢不举等象，因激素类似纯阳之品，久耗肾阴，致阴阳长期失调，病症往往呈进行性加重，甚至不能起床活动。朱老治疗此型皮肌炎均从脾肾虚损、阴阳失衡论治，选金匮肾气丸加味治疗，每收卓效。

金匮肾气丸中熟地黄、山药、山茱萸、牡丹皮均益水润沃之品，乃补肾之体；桂、附化气宣阳，是益肾之用，意在温而不烈，盖火能制水，少火生气；重用熟地黄伍用砂仁使滋而不腻；加红参提运中气，更有脾肾同治之妙，中气、肾气同复，阴阳即迅速调和；泽泻、茯苓下引下泄，使有形之水湿去，无形之真阴生，且能导引桂附归根，不使飞扬上燔。阴升阳降，阴中求阳，寒热并投，动静结合，升降并用，此乃仲景组方之妙意，颇能平衡阴阳。方名肾气，肾气化，可通利小便，肾气化，可秘摄小便，此谓双向调治也。所谓双向调治，是用中药双向调节的特性，通过体内固有的调节系统，调节阴阳使其平衡，以达到"阴阳自和者必自愈"的目的，故金匮肾气丸是治疗脾肾虚损型皮肌炎之妙方。

2. 邓铁涛

邓铁涛（1916—2019），男，广东省开平市人。广州中医药大学终身教授、博士生导师。曾任中华中医药学会理事会顾问、中华中医药学会中医理论整理委员会副主任委员、中国中西医结合学会名誉理事、中华医学会广东分会医史学会主任委员、国家中医药管理局中医药工作专家咨询委员会委员等职。著有《中国医学通史·近代卷》《中医大辞典》《邓铁涛医集》《中医名言录》《耕耘集》《实用中医诊断学》《邓铁涛医话集》《邓铁涛临床经验辑要》《学说探讨与临证》《中医近代史》等，共20多部。在国内外刊物发表的论文、医话、医案等100多篇。

邓铁涛教授认为，本病属于中医学"肌痹""皮痹""痿证"范畴。本病在发病过程中以皮损为主症者，以皮肤红斑论治；如以四肢肌肉疼痛为主，则以痹证论治；若以肌肉无力为主者，应以痿证论治；若病变向深重发展，形体受损延及内脏者则可按虚损论治。本病多虚实夹杂，患者多见禀赋不足、气血内虚、病邪侵袭，致湿热交结、气血凝滞、经络痹阻而病发。先天禀赋不足，致脾肺之阳气与肝肾之精血均亏虚，脉络失于温煦濡养，血络滞留，郁阻成瘀，故见肌肤疼痛，红斑出现；肺不能布散津液，脾不能运输精微，肺主皮毛，以致水湿停滞于腠理之间，故皮肤水肿；肌肉失于后天之养，故痿软无力；水火不济，虚阳无根，浮越于上，故首先犯头面而见皮损紫红；水不济火，加上瘀阻脉络，故热从内生。急性发病者，多见于儿童，儿童为稚阴稚阳之体，形体娇嫩，加之禀赋不足，正气内虚，不足以抗病，致使发病急剧，发生全身中毒症状，很快累及脏腑，数周内危及生命。若为慢性发病者，病程缠绵难愈，严重者日久内虚，形体受损，活动不能，终至危及生命。因本病多以虚损为主，故治疗应时时顾护正气，扶正祛邪，以利于疾病的康复。

在治疗方面，邓铁涛教授根据病程不同的时期选择不同的方药。若在急性期，病因多为湿热浸淫，痰瘀互结，阻塞肌腠脉道，气血循行涩滞，可见发热、肌肉酸痛无力，严重者吞咽困难、举头无力、全身软瘫，此期为邪气盛、正气亦盛，故多以清热养阴之方为主，以二至丸养阴清热，以六味地黄丸益精养血，以丹参、鸡血藤活血通络。若为慢性期，正气衰，以虚证居多，虚多实少，为肺、脾、肾三脏内伤虚损不足之证，则重在顾护正气，以便祛邪外出，多以四君子汤或补中益气汤加减，常能取得满意的疗效。

病案一：

何某，男，23岁。入院日期：2002-06-13。病案号：148786。

主诉：双下肢酸软无力4年，伴肌肉萎缩2年。患者1998年无明显诱因出现双下肢酸软无力，以上楼梯时明显，曾于外院多次治疗，诊断为重症肌无力，好转后出院。2000年患者双下肢乏力加重，伴双下肢肌肉萎缩，于外院行血浆置换及口服激素治疗，未见好转，遂至我院就诊。入院症见：患者神清，双下肢肌肉萎缩、乏力，尚可行走，无发热恶寒，无呼吸困难、吞咽困难，纳眠可，大便质烂、日1行，小便正常。查体：脊柱四肢无畸形，双下肢肌肉萎缩，肌力及肌张力减弱，左下肢4级，右下肢4^+级，双膝腱反射减弱，双上肢肌力及肌张力正常，病理反射未引出；舌红、苔薄黄腻，右脉寸尺弱、左脉涩。

中医诊断：痿证——湿热下注；西医诊断：多发性肌炎。

诊疗（2002年6月19日）：患者下肢乏力稍好转，时有口干、口苦，近睡眠欠佳，纳可，大小便调，舌红、苔薄黄，脉细数。邓铁涛教授指出，患者以下肢肌肉痿软无力为主要症状，因此辨病属于痿证范畴，而辨证则属于湿热下注。中医以补气活血、清热除痹为法，具体方药如下：

豨莶草12g，北芪10g，太子参15g，柴胡10g，升麻10g，当归6g，陈皮3g，甘草5g，五爪龙30g，白术12g，泽泻10g，扁豆花10g。

患者服药月余，双下肢乏力明显好转，无口干、口苦，纳眠可，二便正常。查体：双下肢肌肉萎缩，肌力正常，肌张力正常，舌质淡红、苔薄白，脉稍弦。患者于2002年7月13日好转出院。

病案二：

黄某，女，27 岁。入院日期：2002-09-16。病案号：151853。

主诉：四肢乏力、不能活动 2 个月，加重 20 天。患者 2002 年 7 月无明显诱因出现四肢肌肉乏力，并呈进行性加重，半月后丧失劳动力及生活自理能力，于当地医院诊治，诊断为多发性皮肌炎，治疗后效果不佳，遂于我院治疗。入院症见：神清，精神较差，四肢肌肉消瘦，不能抬举，言语声低，咳白色黏痰，量多，咳吐无力，吞咽困难，饮水呛咳，心悸，纳眠差，二便调。查体：神志清，精神差，形体消瘦，言语声音低微，吐字较清，被动体位，车床入院。四肢肌肉萎缩，上肢肌力 3 级，下肢肌力 2 级，肌张力正常，四肢腱反射减弱，病理反射未引出；舌嫩苔黄，脉细、重按有力。

中医诊断：痿证——气血亏虚；**西医诊断：**多发性肌炎，肺部感染。

诊疗（2002 年 9 月 17 日）：患者精神较差，四肢肌肉消瘦，言语声低，咳白色黏痰，量多，咳吐无力，吞咽困难，饮水呛咳，心悸，纳眠差，二便调，舌嫩、苔黄，脉细、重按有力。邓铁涛教授指出，患者目前痰多质黏，咳吐无力加重，当加强吸痰护理，并注意防止痰阻气道导致窒息；中医方面，根据患者脉象，为虚实错杂，按急则治其标原则，治疗上宜先祛邪，后补虚，避免留邪，具体方药如下：

五爪龙 90g，桔梗 10g，橘络 10g，云苓 15g，白术 20g，党参 15g，法半夏 10g，陈皮 3g，宣木瓜 15g，北芪 15g，防风 5g，浮小麦 30g，甘草 5g，大枣 4 枚。

患者服药一周后，四肢无力症状好转，但仍觉喉中痰多，咳嗽，痰液为泡沫状，咳痰仍觉无力，时有气促，大小便正常，舌嫩、苔黄，脉细、重按有力。因经济原因，患者及家属要求出院，于当地治疗，考虑患者病情仍不稳定，经与家属谈话后，患者于 2002 年 9 月 25 日出院。

病案三：

梁某，男，14 岁，1993 年 2 月 12 日初诊。

四肢无力伴疼痛、触痛 5 个月，面部皮肤蝶形红斑 9 年。患者 5 岁时因发热，左侧脸部近颧骨处皮肤出现一小红斑，无痛痒，未系统治疗，后渐向鼻梁两侧颜面扩展，7 岁时红斑已形成蝴蝶状。某医院皮肤科经血、尿等相关检查排除红斑狼疮病变。当年回乡下生活 20 余天，进食清凉之品，红斑曾一度消失，后又复发。1992 年 9 月发热（T38℃）后出现四肢无力，伴肌肉疼痛，登高困难，双腿疼痛。1993 年 1 月入住某医院，经检查诊为皮肌炎，并以激素治疗（泼尼松 15mg，每天 3 次），症状未改善，兼见颈肌疼痛，要求出院中医治疗。诊见：颜面对称性红斑，四肢肌力减弱，下蹲起立无力，需用上肢支撑，伴大腿肌肉疼痛，上楼困难、缓慢，需双手攀扶扶栏。双大腿肌肉瘦削，四肢肌肉压痛，颈肌疼痛，低热，体重下降，舌嫩红、苔白厚，脉细稍数无力。实验室检查：血清抗核抗体阳性，C_4 0.7g/L，血沉 34mm/h。心电图示：窦性心律不齐。肌电图示：肌源性损害。

西医诊断：皮肌炎；中医诊断：肌痹。

辨证：气阴两虚，湿热郁结肌肤，痹阻经络。

治法：养阴益气，健脾祛湿，活络透邪。

处方：青蒿、牡丹皮、知母各 10g，鳖甲（先煎）、地骨皮各 20g，太子参 24g，茯苓、白术各 15g，甘草 6g。7 剂，每天 1 剂，水煎服。

2 月 19 日二诊：自觉下蹲活动时腿部肌肉疼痛减轻，体力增加，能独自登上六楼，但感气促，大便每天 1 次，颜面部皮肤红斑色变浅。舌边嫩红、苔白稍厚，脉细、重按无力。效不更方，守方，太子参、地骨皮、鳖甲用量增至 30g，白术减为 12g。

3 月 12 日三诊：经 1 月治疗，面部红斑逐渐缩小、色变淡，双臂力及下肢肌力均增强，肌痛减，腿部肌肉增粗，唯下蹲稍乏力，泼尼松用量由半月前每次 15mg 减为 10mg，每天 3 次，现再减为早上 10mg，中午、晚上各 5mg。近 4 天来伴鼻塞、咳痰，舌嫩红、苔白，脉细，右尺沉，左尺弱。守一诊方加苦杏仁 10g，桔梗、橘络各 6g。

4 月 9 日四诊：上方加减治疗又服 1 月，面部红斑渐消失，肌肉复长，体重比入院时增加 7kg，肌力增强，下蹲时肌痛消失，动作灵便，行走不觉疲乏，泼尼松减至每次 5mg，每天 3 次。满月脸消减，半夜易醒，口干多饮，痤疮反复发作，舌略红、苔白，脉细尺弱。

处方：青蒿、牡丹皮各 10g，鳖甲（先煎）20g，地骨皮、五爪龙、太子参各 30g，知母、生地黄、白术、茯苓各 12g，山药 18g，甘草 6g。

6 月 19 日五诊：共服中药 133 剂，泼尼松减至每次 5mg，每天 1 次。肌肉疼痛及面部红斑消失，四肢肌力已恢复，体重 53kg（符合标准体重），唯面部痤疮较多，口干，梦多，舌淡红质嫩、苔白，脉细。复查血、尿常规及相关检查，除血沉 27mm/h 外，余未见异常。守一诊方去白术、茯苓，加紫草、旱莲草各 10g，女贞子 16g。以后患者坚持服四君子汤合青蒿鳖甲汤为基本方，酌加太子参、五爪龙以益气；何首乌、夜交藤、楮实子以养心、肝、肾；或佐以丹参、鸡血藤活血养血；暑天选西瓜皮、冬瓜皮、苦参、紫草解暑清热治疗痤疮、毛囊炎。服药至 1994 年 1 月 1 日，泼尼松停用，症状消失，无复发，病告痊愈。其父母恐复发，让患者间断治疗至 1996 年，曾做多项相关检查无异常。

【按】本案患者 5 岁时因发热出现面部红斑，不痛不痒，如《诸病源候论·卷三十一》所云："面及身体皮肉变赤，与肉色不同，或如手大，或如钱大，亦不痒痛，谓之赤疵。此亦是风邪搏于皮肤，血气不和所生也。"加上失治，患者正气虚弱不足以御邪，故使病邪留恋，经久不愈，日渐加重，至 7 岁时形成蝶形红斑。关于经久不愈的蝶形红斑，《中医症状鉴别诊断学》在"皮肤红斑"条中归类为"虚斑"，病机属阴虚火旺。由于正气受损，病邪郁于肌表，延至 13 岁时，又复感外邪发热，时值 9 月，暑湿与内热相搏，使病由表及里，痹阻经脉，侵犯肌肉，致使肌肉疼痛，痿软无力，发为肌痹。一诊见患者面部红斑，肌肉疼痛，痿软无力，舌质嫩红，脉细数无力，此乃气阴亏损、阴虚内热之候，舌苔白厚为湿邪内蕴之见证。病邪日久缠绵，肌肉萎缩无力，直接影响患者的生长和活动力，所以治疗肌肉病成了关键。根据"脾主肌肉四肢""脾主运化"理论，治疗以健脾为主，执中央以运四旁，生化气血以充养肌肤，运化水湿以祛湿邪，达到扶正祛邪目的。方选四君子汤健脾祛湿，化生气血。方中以太子参易党参，切合小儿稚阳之体补气而不助火。因邪热深伏，日久伤阴，故选青蒿鳖甲汤养阴搜络透热，取青蒿芳香性散，能透络诱邪外出；鳖甲直入阴分，滋阴入络搜邪；地骨皮、牡丹皮、知母凉血滋阴，清退虚热。诸药合用，共奏滋阴透邪之功。

在整个治疗过程中，以四君子汤合青蒿鳖甲汤为基本方，并针对病变过程中气阴的变化，虚热湿邪孰多孰少，四时气候变化，标本缓急的不同，灵活加减。因药证相合，故获效。值得注意的是，本病缠绵难愈，后期患者体质多有虚损的一面，正虚难以御邪，病情反复，所以巩固治疗，扶正祛邪，补虚救损，是本病后期治疗必须注意的。

3. 李士懋

李士懋（1936—2015），男，国医大师，河北医科大学中医学院（现河北中医学院）、北京中医药大学博士生导师，全国老中医药专家学术经验继承工作指导老师，河北省首届十二大名中医。先生治学严谨，大医精诚，集学术思想、临床经验和思辨特点，出版专著8部；发表论文76篇；获省级科技进步奖7项；研制中药新药5项，均获临床批件。擅治心脑血管疾病等疑难杂症，遍及临床各科。

病案：

张某，男，20岁。2009年11月11日初诊。

主诉：发热、皮疹、四肢近端肌肉疼痛乏力5个月。

患者于5个月前无明显诱因出现发热、四肢近端肌肉疼痛无力，抬腿、举臂困难，颜面、颈前、颈后、四肢近端伸侧红色皮疹，偶有瘙痒，伴吞咽困难，活动后胸闷、心悸、气喘，于新乡医学院附属医院诊断为"皮肌炎"。予强的松75mg/d，间断静点环磷酰胺，肌痛缓解，肌力好转，皮疹无改善，活动后胸闷、心悸、气喘。激素逐渐减量，减至50mg/d时，感冒后出现发热（38.6℃）、汗出，肌肉疼痛加重，就诊于我门诊，行胸部CT检查未见异常。查心肌酶谱：肌酸肌酶（CK）542U/L；天冬氨酸氨基转移酶（AST）63U/L；乳酸脱氢酶（LDH）560U/L；α-羟丁酸脱氢酶

（α-HBDH）363U/L。双上肢肌力Ⅲ级，双下肢肌力Ⅲ级。舌质红，苔薄黄，脉洪数有力。

西医诊断：皮肌炎；中医诊断：肌痹（热毒炽盛、迫及营分、痹阻脉络）。

治法：清热解毒，凉血消斑。

方药：仿化斑汤加减。

生石膏30g，知母15g，生地黄15g，水牛角30g，牡丹皮18g，赤芍18g，玄参12g，生甘草20g，生山药15g，粳米12g。3剂，水煎服，日1剂。

2009年11月14日二诊：服上方3剂后，热退汗止，肌肉疼痛消失，四肢乏力亦有一定程度改善，皮疹焮红依旧，舌脉同前。宗前法，调方如下：

寒水石45g，知母15g，生地黄15g，水牛角30g，牡丹皮18g，赤芍18g，玄参12g，生甘草20g，生山药15g，僵蚕15g。15剂，水煎服，日1剂。

15天后皮疹稍减轻，大便溏泻，日2次，但腹不痛，上方寒水石调整至60g，僵蚕改为30g，并加用高良姜10g，干姜10g，继服24剂（每周服6天，休息1天）。1个月后皮疹基本消退，唯颜面部稍红，肌力恢复至Ⅳ⁺级，复查除LDH 195U/L稍高外，余各项指标均正常，强的松减至7.5mg/d维持，随访至2011年1月病情稳定，无不适，强的松减至隔日5mg口服，巩固治疗。

【按】皮肌炎属自身免疫性结缔组织疾病之一，多以皮肤、肌肉损害为中心，属中医学"肌痹""皮痹"范畴，相当于中医之"瘟毒发斑"，多因外感风湿、湿热，内有蕴毒凝聚肌肤，侵及脏腑而成。其急性期因热毒炽盛，伤阴动血，血热相搏，气血瘀滞，痹损脉络，而现发热，肌肉疼痛、无力，颜面、四肢皮疹焮红。该例患者身热、汗出、脉洪数有力、颜面皮疹焮红，属气分热毒炽盛迫及营分的表现，非单纯白虎汤所能为之，然病处于皮肌炎急性进展期，宜急投清营解毒、凉血消斑的中药"积极透斑为要"。遵叶天士"入营犹可透热转气，入血就恐耗血、动血，只需凉血散血"的原则，故而选"化斑汤＝白虎汤＋犀角、玄参"为主方，用生甘草取其清热解毒之功，用其类激素样作用，更好地抑制异常活跃的免疫反应，避免组织损伤；温病最易伤阴，故取津液黏稠、补肾填精、滋润血脉的生山药防患于未然。二诊后患者皮疹焮红依旧，舌脉同前。仍以前方为基础，将寒水石易石膏并增至45g，配用白僵蚕15g以冀凉血消斑、发散诸热、拔邪外出。15剂后，皮疹稍减轻，患者出现大便溏泻，乃药性偏凉故也，遂加用高良姜、干姜顾护中阳。将寒水石增至60g，白僵蚕改为30g，1个月后皮疹基本消退，继用健脾益肾、透解余热之剂调理1月，病情稳定。虽寒水石清热泻火、除烦止渴之功与石膏相似，然寒水石咸寒入肾走血，不但能解肌肤之热，又可清（血）络中之热，此处用之较石膏为妙。白僵蚕"轻清灵透，为治血病圣药"（清代杨栗山语），有祛风除湿、涤热解毒之功。先生在透解郁热时常用之，谓其辛咸性平，气味俱薄，轻浮而升，善能升清散火，祛风胜湿，清热解郁，升而不霸，为阳中之阳。此处取之散风降火、解毒疗疮之功，与寒水石相伍，可除温热疫毒客于营分斑疹焮红难消者（国医大师朱良春经验）。

4.张鸣鹤

张鸣鹤，男，山东中医药大学附属医院教授、主任医师、硕士生导师，中华中医药学会风湿病分会副主任委员，第二批全国名老中医药专家学术经验继承工作指导老师，中国中西医结合学会风湿病专业委员会委员，曾被授予"全国卫生系统模范工作者"称号，享受国务院特殊津贴。

张鸣鹤教授主张"因炎致痹"，把皮肌炎临床分为三期，以清热凉血解毒、健脾益气为原则进行辨治。

（1）急性期　此期患者以表现为典型的皮疹、眶周水肿和前额、颈、肩、胸、背、指节、肘、膝、踝鳞屑样红斑性皮炎为主，或伴有四肢肌肉软弱、极度乏力、疼痛，舌质红绛、苔黄，脉数等。实验室检查：血沉常增快；谷草氨基转移酶（GOT）、肌酸磷酸激酶（CPK）和乳酸脱氢酶（LDH）明显增高。张鸣鹤教授认为急性期以皮肤病变为主，应属中医学"阳毒"之辨证范围，如《金匮要略》云："阳毒之为病，面赤斑斑如锦纹……"其病机为先天禀赋不足，或素体阴虚阳盛，感受风热邪毒，侵及气营致气营两燔。血凝于肌肤，发为红斑；累及血分，致瘀血阻滞；甚则热毒内攻脏腑，出现脏器损害。治疗当以清热解毒、凉血化瘀为主，兼以祛风通络，方用清营汤加减。

处方：犀角粉1～3g（冲）（水牛角粉30g代），牡丹皮20g，石斛15g，生地黄30g，金银花24g，连翘20g，生石膏30g，玄参24g，知母15g，紫草20g，栀子9g，侧柏叶15g，茜草15g，丹参15g。水煎服。

加减：高热者加羚羊角粉2g（冲），生石膏改为60g；肌肉疼痛者，加地丁、板蓝根、大青叶清热解毒；红斑持续不退者，加怀牛膝引血下行；颜面浮肿者，加蝉蜕、浮萍、僵蚕、白蒺藜祛风消肿；有蛋白尿或血尿，加白茅根、小蓟。

（2）中间期　所谓中间期是指患者红斑部分消退或颜色变浅，肌肉酸痛，口干咽痒，全身乏力，皮肤干燥，甚则肌肤甲错，舌红，苔白少津，脉细涩。此期乃热势已减、气阴两虚、余邪未尽所致。治疗应益气养阴、清透余热，因此减少清热解毒、凉血化斑药用量，增加健脾益气的药物，张鸣鹤教授常用清营汤合补中益气汤加减。

处方：金银花20g，连翘15g，竹叶6g，牡丹皮20g，麦冬15g，玄参15g，太子参20g，黄芪18g，白术20g，楮实子30g，柴胡12g，升麻6g，黄精20g，炙甘草6g。水煎服，每日1剂。

加减：皮疹暗红者，加桃仁、红花活血化瘀消斑；皮疹持续不退者，加僵蚕、全蝎活血通络祛风。

（3）慢性期　慢性期阶段，患者皮肤红斑已消退，但主要表现为四肢肌肉乏力，腰膝酸痛，肌肉僵硬，怕风怕冷，四肢活动受限，口干，舌淡红，苔白，脉沉细。此期应按痿证辨证论治。病变部位在四肢肌肉，当责之于脾、肝、肾三脏。治以健脾益气，补益肝肾，方用补中益气汤合地黄饮子加减。

处方：生地黄、熟地黄各15g，黄芪30g，党参15g，山药18g，山茱萸 12g，菟丝子 18g，巴戟天 15g，附子 10～30g（先煎），补骨脂 15g，陈皮 6g，肉桂 6g，鹿角片 15g，肉苁蓉 20g。水煎服。

加减：关节肌肉酸痛者，加川牛膝；体力改善不明显者，加鹿茸粉 0.5g 冲服或鹿茸片 2g 单煎。

病案一：

患者，男，30 岁，因双下肢无力、萎缩 2 年，伴双上眼睑红斑，于 2014 年 3 月 15 日初诊。

患者 2 年前就诊于某医院，诊断为皮肌炎，遵医嘱服用醋酸泼尼松 22.5mg/d 及百令胶囊，硫酸羟氯喹，甲氨蝶呤。刻下症见：双下肢无力、萎缩，双上眼睑红斑，无红肿，口干，眼干，口苦，自汗甚，头晕，纳差，食欲不振，眠差，易醒，舌红、苔薄白，脉沉缓。实验室检查：心肌酶谱正常，红细胞沉降率 15mm/h。

西医诊断：皮肌炎；中医诊断：肌痹。

辨证：气阴两虚。

治法：健脾益气养阴为主，辅以清热凉血解毒。

处方：绵马贯众 15g，蒲公英 20g，黄芪 20g，楮实子 20g，山茱萸 12g，白芍 30g，五味子 10g，沙参 15g，丹参 20g，天冬 15g，山楂 15g，陈皮 6g。24 剂，水煎服，每日 1 剂，于早晚饭后 1 小时温服，服 6 天停 1 天。

醋酸泼尼松继服，余药暂停。

2014 年 4 月 20 日二诊：体力较前好转，双上眼睑红斑减轻，口干，汗出，纳可，眠差，苔白，脉沉缓。上方去蒲公英、陈皮，加大青叶 20g、炒酸枣仁 30g，24 剂。醋酸泼尼松改为 20mg/d。

2014 年 5 月 22 日三诊：体力可，双上眼睑红斑消失，口干明显减轻，纳眠可，二便可，舌红、苔薄白，脉弦缓。二诊方加雷公藤（先煎）15g，24 剂。醋酸泼尼松改为 15mg/d。患者 24 剂尽服后，体力正常，余无不适。随访半年，仅服用醋酸泼尼松 7.5mg/d 维持，病情稳定，嘱注意饮食起居，不适随诊。

【按】首诊张鸣鹤教授根据患者体乏无力、肌肉萎缩之脾经证候，认为脾主肌肉，主运化，脾虚则运化失职，湿聚浸润，化源不足，肌肉失养，故肌痿无力，体倦神疲；湿邪郁久化热，热伤，则皮肤起紫红色皮疹。治宜健脾益气养阴、清热凉血解毒。《黄帝内经太素》曰："阳明者，五脏六腑之海也，主润宗筋。宗筋者，束肉骨而利机关。阳明主于水谷，故为脏腑之海，能润宗筋，约束骨肉，利诸机关也。"张鸣鹤教授始终以治脾为核心，亦体现"脾主肌肉"和"治痿独取阳明"之意。方中黄芪、楮实子、山茱萸、白芍、五味子、沙参、天冬、山楂、陈皮均奏健脾益气养阴功效，辅以绵马贯众、蒲公英、丹参清热凉血解毒。二诊患者体力好转，然睡眠不佳，仍遵循健脾益气养阴、清热凉血解毒原则，去蒲公英换大青叶以增强凉血功效，辅以酸枣仁养血安神。三诊患者体力好转，继续服用中药，以撤减激素为重点，故加用雷公藤。现代药理研究证实，雷公藤具有明显的抗炎和免疫抑制作用，可改善关节功能障碍。首先在抗炎方面与糖皮质激素有相似之处，且无激素依赖性。另外对已经应用激素仍疗效不显，或撤减困难者，可加入雷公藤清热解毒，除湿消肿。

病案二：

患者，女，35岁，因双眼睑红斑1年，于2014年3月18日初诊。

患者2年前无明显诱因出现发热，颜面红斑，全身乏力，于某医院诊断为皮肌炎。刻下症见：双眼睑红肿，周身关节疼痛，余处未见皮疹，无发热，肌力可，眠差，苔白，脉沉缓。实验室检查：肌酸激酶1582IU/L，肌酸激酶同工酶381IU/L。

西医诊断：皮肌炎；中医诊断：肌痹。

辨证：血分蕴热。

治法：清热凉血解毒，辅以健脾益气。

处方：白花蛇舌草20g，半枝莲20g，连翘20g，牡丹皮20g，生地榆20g，北沙参15g，赤芍15g，红花10g，女贞子12g，炒酸枣仁30g，吴茱萸5g，甘草6g。24剂，水煎服，每日1剂，于早晚饭后1小时温服，服6天停1天。

醋酸泼尼松 10mg/d 维持治疗。

2014 年 4 月 15 日二诊：眼睑红肿明显减轻，余处未见皮疹，无发热，肌力可，关节、肌肉疼痛减轻，苔白，脉沉缓。复查红细胞沉降率未见异常。上方继服 24 剂，西药暂不调整。随访患者治疗 2 个月后红斑消退，皮肤恢复正常，心肌酶谱均正常，仍服醋酸泼尼松 5mg/d 维持。

【按】首诊张鸣鹤教授重视皮肌炎热毒瘀阻的病理基础与病机特点，重用清热凉血解毒之法，又为阻断瘀毒的形成与搜剔络邪、畅利气机，配以活血、利湿通络之品，使邪无藏伏，祛邪务尽。脾胃为气血生化之源，辅以健脾之品使脾胃健、气血充，则肌肉筋脉得以濡养，功能得以恢复。方中白花蛇舌草、半枝莲、连翘、牡丹皮、生地榆清热解毒，赤芍、红花凉血辅以活血，北沙参、女贞子、炒酸枣仁益气养阴，甘草、吴茱萸顾护脾胃。二诊眼睑红肿减轻，清热凉血解毒治疗效果明显，故继续服用中药调理。

5. 陈亦人

陈亦人（1924—2004），男，江苏沭阳县人。著名中医学家，中医伤寒学专家，南京中医药大学教授、博士生导师，中国共产党党员。曾任南京中医学院（现南京中医药大学）古典医著教研室副主任、伤寒教研室主任，江苏省名中医，江苏省政府重点学科伤寒学科点学术带头人。兼任原卫生部高等医药院校中医专业教审委员会委员、全国仲景学说研究会委员、江苏省仲景学说研究会主任委员等职。陈亦人教授幼承家学，及长，复拜同同儒医戴笠耕为师，于四大经典精研细琢。尤精伤寒，著《伤寒论译释》《伤寒论求是》二书，使伤寒论理论研究产生突破，奠定了陈亦人教授在全国伤寒论学术界的地位，他亦因此与北京中医药大学的刘渡舟教授成为伤寒界众所周知的两位时代巨匠，享有"南陈北刘"的美名。

陈亦人教授认为，皮肌炎与《金匮要略》中之阴阳毒十分相似。原文曰："阳毒之为病，面赤斑斑如锦纹，咽喉痛，唾脓血。五日可治，七日不可治。阴毒之为病，面目青，身痛如被杖，咽喉痛，五日可治，七日不可治。"阴阳毒究属何病,古今医家尚无定论,多以感染疫毒,侵入血分所致释之,此与皮肌炎的症状特点较为吻合。一般而言,皮肤症状通常是先在上眼睑出现紫红色斑片,并逐渐向前额、颧颊、耳前、颈和上胸部扩展,这与《金匮要略》描述的"面赤斑斑如锦纹""面目青"非常相似。肌肉的症状可发生于任何部位,主要累及横纹肌,亦可累及平滑肌和心肌,肩胛带和骨盆带肌肉常首当其冲,其次是上臂和股部及其他部位肌群。主要临床表现为乏力,肌肉按痛和运动痛,进而肌力下降,最终导致运动机能障碍,此与"身痛如被杖"十分吻合。由于皮损病变与肌肉病变累及程度常不同,故《金匮要略》据痛与不痛将其分为阳毒和阴毒。由于该病病程较长,一旦出现上呼吸道感染,即应迅速救治,以防并发肺炎重症。原文所云"咽喉痛,唾脓血,五日可治,七日不可治",即蕴含早期治疗之学术思想,对临床有重要的指导意义。至于多发性肌炎,因无典型的皮肤表现,类似于中医之"痹证",仲景处以"升麻鳖甲汤",意在解毒滋阴,活血通阳。因阳毒已"唾脓血",与皮肌炎合并肿瘤症状相似。据报道,50岁以上男性患者并发肿瘤者高达71%,发生肿瘤的部位依次为胃、胆囊、鼻咽、肺、食管等,这些部位的恶性肿瘤均可出现"唾脓血"之证,故方以蜀椒、雄黄辛温解毒,杀虫止痛。而阴毒无"唾脓血",故去之。由于皮肌炎症状表现不一,有时皮损可以较为广泛而仅有轻度肌炎,亦有存在严重肌肉病变而仅有轻度皮损;而多发性肌炎则无皮肤损害,从四诊合参角度分析归纳来看,因证型不一,治法方药亦异。加之个人体质不同,证情反应不一,即使同一患者,在病变过程中,病情轻重也有所不同。据临床观察,大部分皮肌炎患者在接受中医药治疗之前已经接受了西药治疗,而西药对此多采用激素疗法,根据激素使用时间长短,毒副作用有轻重之分,使用与停减后症状又有所不同,故治疗应针对不同情况辨证施治。陈亦人教授治是病常以化瘀通络、解毒通阳为基本大法,并针对患者的不同情况,随症加减。尤其强调,在激素与中医药联合应用的过程中应注意:大量激素应用期,患者多表现为肝肾阴虚、湿热内蕴证,故当以滋补肝肾、清热凉血为法;激素停减的过程中,多有阳气不足的表现,故应适当地补气升阳,逐渐撤减激素，从而使病情向愈。

病案一：

廖某，女，10岁，1998年7月21日初诊。

患儿3年前患感冒，发烧、咳嗽，经治后热型不规则并有头痛、关节疼痛，继而眼眶周围出现紫红色斑片，逐渐向前额、耳前及胸部扩展，手指甲根处有瘀点，周身肌肉疼痛，以下肢为著，即赴某医院就诊，经多项检查，诊为"皮肌炎"。先以大量激素配合免疫抑制剂治疗疗效不佳，渐致蹲下后不能站立，须人扶行走，步态拙劣，手指甲全部脱落。诊时除上述症状外伴见满月脸，口干而苦，时时烘热，舌质红，苔薄而黄，脉弦细而数。四诊合参，辨属肝阴不足，营血蕴热。治拟养肝凉血，佐以化瘀通阳。

处方：赤芍、白芍各15g，炙甘草10g，甘杞子10g，细生地黄15g，净连翘10g，忍冬藤15g，全当归10g，杭麦冬12g，蒲公英15g，仙灵脾10g。日1剂，水煎服。

9月4日患者家属来函告曰：服上方30余剂后，现蹲下已能自己站起，手指甲也已长出，烘热之症大减，唯近10余日服药后腹泻。思之，此乃过服苦寒之剂，脾气受损之故。上方去公英、赤芍、连翘，加葛根12g，炒白术10g，党参10g续服。患儿服上药数剂后，诸症消失，疾病向愈。

【按】本例患者病程较久，服用激素及免疫抑制剂乏效，徒增毒副作用。接诊后见腰腿疼痛，活动受限，显系肝之阴血不足，不能养筋，筋脉拘急瘛疭不收所致。面有斑纹，指甲脱落，甲床色紫而硬，舌有瘀斑等，系肝热不清，营分郁热所为。而满月脸，口干而苦，时时烘热等，系激素毒副作用所致，相当于中医久服辛热之品，伤阴化热。故以芍药甘草汤柔肝缓急，舒筋和络。赤芍、杞果、生地黄、麦冬配以连翘、忍冬藤、公英等养阴清热，凉血解毒，养肝柔筋；赤芍、当归、忍冬藤等活血化瘀，通经脉瘀滞；配入仙灵脾温经通阳，寓阴中求阳之意，又能防止诸药清滋太过，损伤阳气。服药30余剂后诸症大减，唯近日服药后腹泻，此乃久病之后，脾气受损，精血化源匮乏所致，故应去寒凉之公英、赤芍、连翘，加入葛根，一可配芍药甘草汤舒筋通络，其次可升清阳，起阴气，止泄泻，加入党参、白术健脾益气，充实后天，以资化源，故守法服用，终获良效。

病案二：

罗某，男，47岁，1995年5月20日初诊。

患多发性肌炎3年，长期服用激素，身痛虽得控制，但激素一减量，疼痛旋即又作，再度服用原量，疼痛又得缓解，并出现胃部不舒、满月脸、向心性肥胖等毒副作用，特来求治。刻诊：下肢酸胀乏力，下半身汗多寐差梦多，动则气短，大便色黑，纳食尚可，以往曾有复视，舌质紫，苔薄白，脉弦滑。此为饮邪蕴滞，经脉失调之证也。始拟通阳化饮，调和经脉之法。

处方：粉葛根15g，杭白芍15g，嫩桂枝6g，炙甘草6g，瓜子金15g，合欢皮15g，炙远志15g，云茯苓15g，建泽泻15g，薏苡仁15g，忍冬藤15g，炙麻黄6g。日1剂，水煎服，7剂。

6月8日复诊：服上药后，下肢酸胀略减，但微肿，睡眠转好，脘腹时感不适。胃镜报告：糜烂性、出血性胃炎，十二指肠球部炎。苔薄腻微黄，舌紫，脉弦滑。此显系激素、免疫抑制剂副作用所致。嘱其缓慢撤减激素用量，因肝胃不和、气滞络瘀之机较著，再参以疏肝理气通阳之品。

处方：粉葛根15g，杭白芍15g，忍冬藤15g，紫苏梗10g，嫩桂枝6g，合欢皮15g，薏苡仁15g，建泽泻15g，防风10g，防己10g，仙灵脾10g，瓜子金15g，绿萼梅10g。日1剂，水煎服。

9月30日三诊：患者服药百余贴，激素撤减至半量，现下肢肌肉有时尚感酸胀，间或浮肿，寐仍差，治遵前法，佐入二妙。

处方：云茯苓30g，桂枝6g，防己15g，泽泻15g，苍术6g，黄柏6g，薏苡仁30g，制半夏10g，合欢皮15g，仙灵脾10g，黄芪15g，牡蛎15g，水蛭3g。日1剂，水煎服。

12月31日四诊：现激素已经全部停用，各项检查均正常，惟肌肉尚有微痛，睡眠尚差。又守原方化裁：忍冬藤15g，葛根12g，仙灵脾12g，牡蛎15g，泽泻15g，炙远志15g，杭白芍15g，薏苡仁15g，黄芪15g，防风 6g，丹参 15g。7 剂，日 1 剂，水煎服。

【按】本例患者对激素较为敏感，药后疼痛可控制，但久服之后，毒副作用十分明显，拟减量撤停，但稍一减量，疼痛又起。接诊之后，先以化饮通阳、调和经脉为治，待药力发挥作用，即嘱其缓慢停减激素，再加入疏肝理气之品以疗胃疾。加入仙灵脾，配合桂枝，温助肾阳，以抑消激素减量所产生的肾阳不足。服药百余剂后，激素已减至半量，而病未发生反弹，遂又入黄芪、水蛭，加强益气活血之力，以保证激素的顺利减停。坚持服用至激素完全停用，疾病渐次好转，机体阴阳趋于平衡，各项检查皆复正常，方可停药。本例意在说明中药如何与激素同用，并顺利减停激素之法；同时亦说明整体论治的重要性，如其胃炎、十二指肠球炎等——照顾，俟整体疾病向愈，主体疾病也随之而解。至于皮肌炎病程较长者，若有明显阳虚征象，辛热之姜附亦照用不误。总在辨证论治，有是证即用是药。

6. 陈湘君

陈湘君，生于 1939 年，浙江杭州人。1962 年毕业于上海中医学院（现上海中医药大学）医疗系本科。现任上海中医药大学教授、中医内科教研室主任，上海中医药大学附属龙华医院主任医师、内科主任，上海中医药学会风湿病分会副主任委员，上海市皮肌炎医疗协作中心主任。1995 年被评为"上海市名中医"。曾发表论文数十篇，参与编写《中医学基础》《中医秘方大全》《家庭实用中医全书》《住院医师进修丛书》《中医外感病辨治》《中医病案学》等十余部著作。

病案：

刘某，女，58 岁。2003 年 3 月初诊。

面颈部及耳郭后红斑伴四肢乏力 1 年余，发热 1 周。患者 2004 年初因面颈部及耳郭后红斑伴四肢乏力，就诊于南通医院，体检发现肌力下降，尿常规示：尿糖（++），尿蛋白（+），血糖 11.5mmol/L，LDH656U/L，CPK129U/L，CK–MB77U/L，α–羟丁酸 5.7U/I，诊断为皮肌炎。予甲基强的松龙 80mg/d 静脉滴注，在 1 月之内改口服强的松 30mg/d，并用丙种球蛋白静脉给药，用药后面部红斑减退，四肢肌力有所恢复。1 个月前查 AST 27U/L，CPK 511.5U/L，CK 同工酶 54U/L，LDH 605U/L，将强的松增至 45mg/d。近 1 周余出现发热，中午体温最高 39.4℃，无咽痛咳嗽，无恶寒，无鼻塞流涕，脐脘之间肿块疼痛红热。来我院查血常规：WBC 10.4 × 10^9/L，N 82.5%，PLT 237 × 10^9/L。外院用头孢三嗪、先锋必等药物无明显效果。B 超示下腹部皮下增强团块。体检：腹软，脐左侧肿块色红，约 20cm × 20cm 大小，脐右侧肿块红热，约 10cm × 20cm 大小，有触痛。苔白腻，舌红，脉滑数。

辨证：湿浊内蕴，热毒壅盛。

治法：健脾燥湿，清热解毒凉血。

处方：苍术 10g，白术 10g，生薏苡仁 15g，地龙 30g，僵蚕 30g，牡丹皮 30g，败酱草 30g，青蒿 30g，赤芍 15g，白芍 15g，白花蛇舌草 30g，土茯苓 30g，紫花地丁 30g，石膏 50g。7 剂。

用药次日热退，腹部红肿热痛明显好转。7 剂后复诊，原方去青蒿，共 14 剂。2 周后复诊，无发热，腹部肿块已无红痛，较前变软，范围缩小，仍觉乏力，下肢肿。舌苔薄腻带黄，脉细。方用苍术 12g，白术 12g，生薏苡仁 30g，僵蚕 30g，地龙 30g，赤芍 30g，牡丹皮 30g，丹参 30g，郁金 12g，瓜蒌皮 15g，败酱草 30g，土茯苓 20g，夏枯草 9g，海藻 15g，海带 15g，白花蛇舌草 30g，猪苓 30g，茯苓 30g。14 剂。用药 2 周，自觉乏力明显改善，下肢肿胀渐消，继用汤药以善其后。

【按】本例发热虽然时间不长，且起病较快，但无恶寒、咳嗽咽痛等外感症状，再结合其皮肌炎病史，同时伴有腹部肿块红肿热痛，故考虑为内伤发热。本病的发生，与脾的功能失调密切相关。脾主运化，若脾胃受损，运化失司，水谷不化，反成湿邪，阻于四肢，故肢体沉重乏力，苔白腻。湿凝为痰，痰瘀互结，阻于皮下，故有腹部皮下硬块。湿、瘀、痰蕴而化热，"火为热之极，热为火之渐"，热邪郁久而成毒邪，湿毒为患，故患者出现高热，腹部肿块按之灼热，望之色红。治疗着重于清热解毒、健脾燥湿、化痰通络，方取苍术白虎意。方中重用石膏清热泻火，现代药理研究提示，大剂量石膏具有较强的抑制体温中枢而降低体温的作用。同时佐以牡丹皮、败酱草、赤芍、白花蛇舌草、土茯苓等凉血解毒之药。再伍以青蒿退热，青蒿性禀芬芳、质地清轻，既可退骨蒸之虚热，又可疗肌肤之火热，为退热之佳品，据现代药理研究，青蒿有解热、抗病毒、抗菌、提高机体细胞免疫功能等作用。僵蚕、地龙化痰软坚通络，苍术、白术、生薏苡仁健脾燥湿。用药一天即热退，腹部红肿热痛减轻。继以清热泻火、凉血解毒之品，加强软坚散结，疗效卓著。

7. 查玉明

查玉明，（1918—）男，回族，辽宁省新民市人，中共党员。查老幼承家传，受祖父的影响，立志为医。现为辽宁省中医药研究院主任医师，全国 500 位名老中医药专家之一，享受国务院政府特殊津贴。查老从事中医临床基础理论研究及中医人才培养工作近六十春秋，积累了丰富的经验，精于内科，尤以糖尿病、心脑血管病、结缔组织疾病以及肝肾疾病颇有建树。

查老认为，本病多由先天禀赋不足，正气亏虚，卫外不固，而致邪毒内侵，伤及肺脾所致。"肺主皮毛""脾主肌肉"，故肺脾受伤表现出皮肤、肌肉之病变。正气虚，阳气不足，邪毒外中，滞留于皮肤、肌肉、经络，痹阻不行，营卫失和，气虚血燥，以致肌肉失养，皮肤变硬，肌肉萎缩、瘫软不用为其病机。故此，查老总结出论治皮肌炎之立法五则。

（1）温阳益气，扶正起衰　本法适用于阳气虚衰证。"两虚相得，乃客其形"，"邪之所凑，其气必虚"，正气不足，阳气虚衰是其发病主要因素。阳气式微，寒邪乘虚而入，内痹于肌肉、血脉，而致气血涩而不畅，营卫不和，皮肤、肌肉失于濡养而发病。临床表现：眉发不荣，枯槁脱落，形寒肢软，全身肌肉瘫软无力，或见身凉不温，步态不稳；前额皮色晦暗不泽，或皮色发明；舌多淡润。以温补之剂，补其不足之阳气。方用黄芪桂枝五物汤加味，意在温补阳气以驱其寒，养血和营以扶其脉。方中重用黄芪，黄芪合桂枝以益气通阳；芍药养血和营；姜、枣调和营卫；加当归、鸡血藤、怀牛膝养血活血以通络；配细辛以冀阳气通达。全方合用可温通阳气，扶正起衰，使寒邪除，气血通，营卫和，阴津若雾露之溉，敷布周身，皮肤得其养而转润，毛发得其养而复生，肌肉得其养而强健，瘫软消除，则病变可愈。

（2）驱逐寒邪，温通经脉 适用于寒凝血脉证。寒邪外中是其主要致病因素。寒为阴邪，其性凝敛，易伤阳气。阳气被伤，不能驱邪外出，则寒邪痹阻于血脉，使血行不畅；气机受阻，则经气不行，营卫失和，皮肤、肌肉不得其养而发病。正如《内经》所云："其寒者，阳气少，阴气多，与病相益，故寒也。""其不痛不仁者，病久入深，营卫之行涩，经络时疏，故不通，皮肤不荣，故为不仁。"临床表现：四肢厥凉，皮色变青，肢端麻木不仁（雷诺现象），喜暖恶寒，口淡不渴，甚则肢端肿胀、破溃，或吞咽困难，舌质淡苔白，脉多沉缓或沉细。治以"寒者温之"之法，意在温以祛其寒、活其血、通其脉。方用辛热之品，选当归四逆汤合乌头汤加味。方中桂枝温筋通脉；芍药除血痹止痛；甘草通经脉，利血气；木通通利九窍血脉关节；细辛主百节拘挛，风湿痹痛死肌；大枣补中益气。诸药合用，具有温经散寒、活血止痛之功。配温经祛寒止痛之乌头汤，两方合用，功效尤著；加红花、穿山龙以活血行瘀，诸症可除。

（3）益气血，复化源 适用于正虚邪恋之虚损证。病久误治、失治，使病邪久恋不去是其主要病因。病邪不去，痹阻日久，以致气血、津液耗伤，脏腑不得其养，肺、脾受损，而致肺脾气虚。肺主宣发，外合皮毛，肺气虚，宣发失司，则不能"宣五谷味，熏肤、充身、泽毛，若雾露之溉"；脾主肌肉、四肢，今脾病不能为胃行其津液，四肢不得禀水谷气。故皮肤粗糙，肌肉萎缩，肌力下降，动作不利，指端破损，气短少神，倦怠乏力，或低热不解，心悸失眠，舌淡，脉多细弱无力。治则："虚则补之""损者益之"，当补不足之脾肺，益气血，复化源。方用八珍汤合小柴胡汤化裁。方中四君子汤益气健脾；归、地、芍补血养血；川芎入血分而理气；配用小柴胡汤，取柴胡能"宣畅气血，散结调经"，且与其他药物配合可转枢机，调营卫。诸药合用，可使气血得充，化源得复，正胜邪微，气血宣畅，营卫调和，内灌五脏，外濡肌肤，从而达到邪祛正复的目的。

（4）养血润燥，化瘀通络　主要适用于肌肤枯燥证。痹久日深，经年不愈，以致气血两耗，营卫失和，阴血亏虚是其主要病因。血虚则生风，治之不当，风渐偏胜，风胜则血愈燥，血燥风搏，气血愈损，邪气留恋不去，血脉不通，肌肉失于濡养，皮毛失于充润，导致本证的发生。临床表现：面部黑褐斑显露，或有细小鳞屑，前额色黑发亮，亦可见皮疹，或皮肤粗糙发痒，筋急爪枯，手足发麻，或伴头昏眼花、失眠等，舌质淡，脉细无力。治则："燥者润之，"当补养不足之血，以息其风。方药：荆防四物汤加味。方中荆芥温而不燥，入血分合四物汤补血养血；加首乌、蝉蜕、红花滋阴养血，活血疏风；连翘性微寒，于解毒中寓凉血清热以润燥。诸药合用，表散邪滞，疏风润燥，祛瘀通络，养血润肌，从而使风自息，血自和，营卫调畅，气血充润，则肌肤得养，褐斑可除，机体康复。

（5）清热化湿，消肿解毒　适用于湿热互结证。"居处伤湿，肌肉濡渍，痹而不仁，发为肉痿。故经曰：肉痿者得之湿地也。"伤于湿邪是本证发病之诱因。湿为阴邪，易阻碍气机，易伤阳气。"阳气者，柔则养筋"。今阳气被伤，失于温煦，湿邪不去，久而化热，湿热互结，郁于体内，湿胜则肿，热胜则痛，湿郁而弛长，热郁而软短，故发本证。临床表现：肌肤肿胀，下肢尤甚，痿软无力，头重头昏，项强少神，或筋脉拘急，肢节烦疼，或低热不解，舌苔厚腻，脉多弦滑或兼数。治当燥湿消肿，清热解毒。方用当归拈痛汤加味。方中羌活透关节；防风散风除湿，为君。升麻、葛根味薄，引清气上行，苦以发之，辛能达表，可去肌肉间风湿；白术甘温平和；苍术辛温雄壮，健脾燥湿，为臣。苦参、黄芩、知母、茵陈苦寒以泄湿热之邪；当归辛温和血活血以散血壅不行之滞，参、草补益正气，共为之佐。"治湿不利小便，非其治也"，故配猪苓、泽泻，取其甘淡咸平，导其湿浊以下行，为之使也。加金银花、连翘、细辛、红花，以清热解毒，活血止痛。诸药合用，共奏燥湿清热、上下分消、宣通经络、祛风消肿、化瘀通络、解毒止痛之功，使壅滞于体内的湿热之邪得以宣泄，湿祛肿消，热退痛除，阳气得复，使之柔而养其筋肉，则临床诸症消除，疾病痊愈。

8. 禤国维

禤国维，男，主任医师，教授，博士研究生导师，广东省名中医，享受国务院政府特殊津贴，第二批全国老中医药专家学术经验继承工作指导老师。曾任广东省中医院副院长兼皮肤科主任，广州中医药大学第二临床医学院副院长。

禤国维教授认为肾虚是许多皮肤病反复发作、缠绵难愈的重要因素，故倡用补肾法治疗包括皮肌炎在内的多种顽固难治的皮肤病，疗效显著。

禤国维教授认为，肾乃先天之本，内藏元阴、元阳，系水火之源，阴阳之根。肾在内，皮肤在外，在生理上，肾阴肾阳通过脏腑经络供给皮肤营养和能量，使皮肤温暖、柔润而富有光泽，发挥其生理功能。在病理上，因肾阴肾阳的虚衰而使皮肤变得冰凉、萎缩、硬化、干燥、色素沉着等，而且影响其司开阖的功能，易遭外邪长驱直入。《张聿青医案》云："肺合皮毛，毫有空窍，风邪每易乘入，必将封固密，风邪不能侵犯。谁为之封，谁为之固哉？肾是也。"另外，皮肤久病不愈亦可影响到肾，称为"久病及肾"。《素问·皮部论》谓："皮者脉之部也，邪客于皮则腠理开，开则邪入客于络脉，络脉满则注于经脉，经脉满则入舍于脏腑也。"可见，肾与皮肤一主内，一主外，共同维护人体正常的生理机能。现代研究认为，中医"肾"与人体的内分泌及免疫功能有关，其功能的异常必然导致皮肤功能的失常，如硬皮病、红斑狼疮、Addison病等。许多皮肤病，尤其是难治性的免疫性皮肤病常表现为中医的肾虚证。恰当运用补肾法，往往能使沉疴得愈。在众多皮肤病之中，禤国维教授认为，皮肌炎、硬皮病、红斑狼疮、慢性荨麻疹、习惯性冻疮、白癜风、皮肤色素沉着、雷诺病等多由肾阳虚衰所致，治当温肾壮阳，常用金匮肾气丸加减。

病案：

黄某，男，72岁。患者半年前开始出现全身无力，面、颈、胸背暗红斑，夜尿7～8次。组织病理示：表皮基底细胞液化变性，真皮浅层血管扩张充血，血管周围淋巴细胞浸润。肌束肿胀，横纹消失，肌束间散在淋巴细胞浸润。肌电图呈肌源性改变。确诊为皮肌炎。某医院以激素治疗为主。检查：体温38℃，面、颈、上胸背、上臂对称性暗红斑及丘疹，肿胀有压痛，上肢无力上举，蹲下不能站起。肌酸磷酸激酶275U/L，谷草转氨酶52U/mL，尿肌酸672mg/24h。舌淡，苔白腻，脉沉细。

辨证：脾肾阳虚。

治法：补肾温阳，健脾通滞。

方药：金匮肾气丸加味。

熟附子10g，肉桂5g，熟地黄30g，山茱萸12g，怀山药15g，茯苓12g，牡丹皮15g，泽泻12g，秦艽、枳实、徐长卿各12g，甘草10g。水煎服，每日1剂。强的松减为30mg/d。

服药10剂，夜尿减为4～5次，仍守此方，稍事加减，强的松逐渐减至停用。半年后，症状及体征消除，谷草转氨酶、肌酸磷酸激酶、尿肌酸等均恢复正常。以后患者坚持每月服上方5～7剂，追踪5年，未见复发。

【按】硬皮病、皮肌炎均属中医学"痹证"范畴。《素问·痹论》谓："痹在于骨则重，在于脉则血凝而不流，在于筋则屈不伸，在于肉则不仁，在于皮则寒。"其基本病机为肾阳虚衰，寒凝血滞。皮肌炎则与《诸病源候论·虚劳风痿痹不随候》所述"夫风寒湿之气合为痹，病在于阴，其人苦筋骨痿枯，身体疼痛，此为痿痹之病"相似，辨证亦属肾阳不足。禤国维教授均选用金匮肾气丸温补肾阳，阳复则疾病得愈。禤国维教授认为，在补阳时不忘补阴，方中附子、肉桂等温阳，熟地黄、山茱萸、山药等护补肾阴，使阴阳和合，微微生火，疾病稳步向愈，疗效较为巩固。否则，一味温阳，疗效不持久。硬皮病除阳虚外，多有血虚，要注意补血养血，酌加当归、阿胶等，以免血少脉涩而不通；皮肌炎则常系阳虚兼湿邪滞络，在温阳的同时应注意祛湿通络，如酌加秦艽、徐长卿等。硬皮病、皮肌炎均系慢性病，疗程较长，不可经常变动治则与方药，否则难以取得预期效果。

9. 范永升

范永升（1955—　），浙江金华人，博士，主任中医师，教授，博士研究生导师。浙江中医药大学原校长、中国中西医结合学会风湿病专业委员会主任委员、中华中医药学会风湿病专业委员会副主任委员、浙江省中医药学会副会长，系浙江省高校中青年学科带头人、浙江省"151人才工程"第一层次人员。主要从事结缔组织病的临床和科研工作，已在国内外医学刊物上发表论文40余篇，出版著作10余部，获省部级等成果奖5项。以自己经验方研制的皮肌宁冲剂治疗皮肌炎，能有效改善临床症状，明显降低血沉和改善心肌酶谱等指标。

范永升教授认为，皮肌炎患者发病的根本因素在于先天禀赋不足，正气亏虚，复因湿热毒邪侵袭而致病，总属虚实夹杂之证。脾喜燥恶湿，湿热之邪最易伤脾碍运，使精微输布失常，不能濡养四肢肌肉，又湿性黏滞，痹阻筋脉，而致四肢无力及疼痛，疾病缠绵难愈，病久可累及肝肾。疾病活动期即现血热相互搏结致瘀，眼睑、颈前、颈后、胸部出现特征性皮疹，湿热之邪内蕴较重。缓解期，气虚血滞、瘀血阻络较甚。在正虚的基础上，湿热相结，黏滞难去，使本病缠绵难愈，遇诱因易复发。因此，他认为正虚、湿热、血瘀贯穿于该病的始终。范永升教授对皮肌炎分两期予以辨治：

（1）活动期　活动期临床常见以眼睑为中心的水肿性紫红斑，可延及面、颈及胸背部，以肩胛带、骨盆带肌肉酸痛重着无力最为典型，可伴有发热或身热不扬，心烦口渴，吞咽无力，食少纳呆，小便短赤，甚至少尿、无尿，舌质红绛，苔黄或黄腻，脉滑数或濡数。范永升教授治以祛邪为主，兼以固护中焦及肾精，常用清热利湿、凉血活血的当归拈痛汤加减。方中羌活祛风胜湿，止周身痹痛；茵陈清热利湿，通利关节；黄芩、苦参清热利湿，配猪苓、泽泻利水胜湿，共奏祛湿清热之力；防风、葛根、升麻疏风散邪，升阳化湿；白术、苍术健脾燥湿而助运化；人参、当归益气养血，扶正祛邪；知母清热养阴，以防苦燥伤正；甘草调和诸药。并加白花蛇舌草、连翘、红花以清热解毒，活血止痛。肌肤红斑明显，加凌霄花、紫草、白鲜皮；关节痛重，加雷公藤、制川乌、乌梢蛇、蕲蛇。在活动期予激素足量或大量冲击治疗后，患者多表现为阴虚内热，使用解毒祛瘀滋阴中药以调节免疫、抗炎、调节内分泌等，有助于激素及免疫抑制剂的临床减量，从而减少其毒副作用，可选用青蒿、白芍、赤芍、牡丹皮、生地黄等。

（2）缓解期　此期皮肤出现散在黯红斑疹，色素沉着，肌肉疼痛，步态蹒跚，甲皱变薄，指垫皮肤增厚、皲裂，后期可见皮肤萎缩，关节挛缩，运动受阻，肌肉硬结，皮下结节及皮下钙化等，并可伴有潮热盗汗，心悸气短，纳呆食少，腹胀便溏；舌质黯红，苔薄黄或白腻，脉细数或细涩等。因此，治疗当扶正为主兼以祛邪，采用健脾滋肾、解毒祛瘀之法，方用四君子汤合青蒿鳖甲汤加减。方中将人参改为黄芪，重用黄芪以补中益气；白术、茯苓健脾祛湿；甘草通利经脉、利血气、调和诸药；生地黄滋阴凉血；知母滋阴降火；鳖甲咸寒直入阴分，滋阴退虚热，入络搜邪；青蒿芳香清热透络，引邪外出；牡丹皮外透伏阴之邪，内清血分之伏热。并根据临床表现不同随症加减，如疼痛者可加威灵仙、独活、羌活、蕲蛇等散寒止痛；伴有食欲不振加焦三仙。缓解期激素减量阶段，患者常表现为气阴两虚甚或阴阳两虚，采用滋阴益气温阳之法，药用女贞子、山茱萸、黄芪、菟丝子、仙灵脾等，以利于激素撤减；在激素维持量阶段，若表现为脾肾阳虚，应着重温肾补脾，药用黄芪、菟丝子、仙灵脾等配合金匮肾气丸，以巩固疗效，防止病情反跳和复发。

（3）用药特点　衷中参西，辨病用药，减毒增效是范永升教授用药特点。他在辨证论治的基础上，结合现代药理研究，巧妙使用单味中药，以减少激素、免疫抑制剂的用量，减少其毒副作用。生地黄清热凉血、养阴生津，能对抗长期服用地塞米松后血浆皮质酮浓度的下降，防止肾上腺皮质萎缩，具有促进机体淋巴母细胞转化、增加T淋巴细胞数量的作用，并可增强网状内皮细胞的吞噬功能，特别对免疫功能低下者作用更明显。黄芪健脾补中、升阳举陷、益卫固表、利尿托毒、生肌，能促进机体代谢，抗疲劳，促进血清和肝脏蛋白质的更新；增强和调节机体免疫功能，促进干扰素分泌，提高机体的抗病力；降低血小板黏附力，减少血栓形成。雷公藤祛风湿、活血通络、消肿止痛、杀虫解毒，具有抗炎、镇痛作用；又有降低血液黏稠性、抗凝、纠正纤溶障碍、改善微循环及降低外周循环阻力的作用；有促进肾上腺合成皮质激素样作用；对免疫系统主要表现为抑制作用。青蒿清透虚热、凉血除蒸、解暑、解疟，其有效成分青蒿素、青蒿琥酯对体液免疫有抑制作用。牡丹皮功能清热凉血，活血行瘀，其提取物有抑制血小板作用；牡丹酚有解热、镇痛、解痉等中枢抑制作用及抗动脉粥样硬化、抗溃疡、抗血小板凝聚作用。赤芍清热凉血、散瘀止痛，有抑制血小板聚集作用，所含芍药苷有镇静、抗炎止痛作用。女贞子滋补肝肾、乌须明目，可增强非特异性免疫功能，对免疫功能具有双向调节作用，有预防和消减动脉粥样硬化斑块的作用。

病案：

陈某，男，47 岁，2007 年 9 月 22 日初诊。

主诉：1 个月前眼周起红斑，逐渐迁延至颈、胸背部，同时肌痛乏力，伴发热、吞咽无力。当地医院诊为"皮肌炎"，给服强的松 60mg/d，治疗 14 天未见好转，肌无力加重。来诊时眼周、颈、胸背部红斑，肌无力、肌痛，四肢厥冷皮色青，肢端麻木不仁，并伴有气短乏力，腹胀便溏，小便黄赤。舌淡苔黄腻，脉沉细。

辨证：湿毒瘀滞，脾肾亏虚。

治法：解毒利湿，凉血祛瘀，健脾滋肾。

处方：黄芪 30g，白术、茯苓各 20g，鳖甲 12g，生地黄、青蒿各 20g，牡丹皮 15g，丹参 20g，赤芍 15g，紫草 12g，凌霄花 9g，威灵仙、白花蛇舌草各 30g，黄柏、知母、川牛膝各 12g，茵陈、地龙各 15g。

7 剂，精神及胃纳好转，二便正常，舌苔渐复常，原方减白术至 12g，加白鲜皮 15g，蕲蛇、乌梢蛇各 9g。续服 1 个月后肌力逐渐复常，皮肤红斑渐退，改强的松 30mg/d 治疗，随访 1 年病情稳定，强的松减至 5mg/d。

10. 刘健

刘健，男，博士生导师。安徽中医药大学第一附属医院常务副院长，国家临床重点专科风湿病科、国家中医药重点学科中医痹病学科、国家中医药重点专科风湿病科、国家药物临床试验机构风湿病专业学科带头人，安徽省级学术和技术带头人，安徽省重点学科中医内科学科带头人。先后主持承担国家科技支撑计划课题、国家自然科学基金项目及省部级以上课题17项，获省级科技成果15项，获省级科技奖励7项，发表学术论文260篇，主编出版专著15部。先后荣获全国百名杰出青年中医、安徽省青年科技奖、安徽省有突出贡献的中青年专家等光荣称号。刘健教授认为，皮肌炎早期以四肢近端肌肉酸痛、压痛和无力为特征；后期以肌肉萎缩无力为主，类同痿证。为素体阳盛或阴虚之体，热与湿合，或外感风寒湿邪，蕴久不愈，寒湿化为湿热，或外感风湿热邪入侵机体，循经入络，湿热熏蒸经络，气血运行不畅，湿热瘀阻，成痹成痿。大凡热邪多易灼伤肺脏，肺主皮毛，肺热叶焦，以致出现皮肤红斑、发热等。湿热困脾，脾主肌肉，可见肌肉疼痛、四肢酸软、乏力、纳呆等表现。皮肌炎后期湿热之邪浸淫，营运失常，气滞血瘀，肝肾阴虚，筋经、肌肉失润而弛纵不收，易成痿证；素体脾胃虚弱，或湿困脾虚，气血生化乏源，脏腑、经络、筋骨失养，关节不利，可致肢体痿弱不用。《证治汇补·痹证》云："痹久成痿，虚之所在……久而不痛不仁难治。"他认为该病总属本虚标实、虚实夹杂之证，正气不足是本病发生的内在基础，热、毒、湿、瘀为致病之标。病因以热为主，有实热、虚热之分，常兼湿邪为患。病位主要在肺、脾，与肝、肾相关。病机概之有热（实热、阴虚内热）、湿（湿热）、血（血热、血瘀）、气（气滞、气虚）四端。他在临床辨证用药方面有以下特点：

（1）湿热当清肺胃，兼顾肝经　皮肌炎湿热之邪多盛。余国珮言："大凡热邪俱能伤肺。"肺职清肃之能，主一身之气，热邪伤肺，一身气机壅塞，肃降不能，为病种种；肺合皮毛，肺热叶焦，发为肺痿，多为皮肌炎后期气阴皆伤之表现。张介宾云："诸痿者皆在阴分，亦总由真阴衰弱，精血亏损，故三气得以乘之。"胃为五脏六腑之海，与肺同主一身气机之通降，湿热犯胃，则气运失常，胃气上逆；热盛火炽，燥热内结，可见皮肌炎发作期口干、口渴、口苦、小便短赤、大便秘结等临床表现，甚至耗伤阴液。胃为水谷、气血之海，胃阴亏虚，故多发痿证。肝气热，筋膜干，发为筋痿，则四肢无力；湿热易循肝经上犯，病情缠绵，日久伤及阴分，肝阴亏虚，易致痿证；肝经湿热不解，乘于脾土，脾失健运，则又湿热内蕴，相互影响。刘健教授在治疗皮肌炎湿热为盛时倡导清肺胃兼顾足厥阴肝经，常用地骨皮、知母、青蒿、蒲公英、白花蛇舌草等。知母清肺胃经实热与虚热，止虚劳之热，滋化源之阴；青蒿、地骨皮清透肺热，均入肝经，又善清除肝经湿热，对于血热者又有凉血之功。

（2）洁净府，从小便去湿热　《张氏医通》曰："肌痹者，即着痹、湿痹也……四肢痿弱，皮肤麻木不仁。"湿气胜者为着痹，皮肌炎多属湿热为患，治当清热利湿除痹。张仲景《金匮要略》云："湿痹之候……当利其小便。"皮肌炎气阴两虚者，兼湿热之邪留滞经络关节，若用苦温燥湿之剂，不仅伤津耗气，而且有助热之弊；若用苦寒清热燥湿之剂，恐耗伐正气，有败胃之嫌，且黄芩、黄连均属味苦性燥之品，最能助燥伤阴。对于此种湿热，刘健教授常以甘苦寒淡之品为主，少佐苦辛论治，甘能补益，苦寒能清热利湿，淡能渗泄水湿、畅通小便、通阳利窍，少佐苦辛能通能降。《内经》之"洁净府"即导在里之湿热下行从小便而去。朱丹溪曰："治湿不利小便，非其治也。"常用如甘寒之车前草、木通、滑石，甘淡凉之薏苡仁，甘淡寒之泽泻，甘淡平之茯苓、猪苓，苦寒之萹蓄、瞿麦等。刘健教授认为薏苡仁为阳明经药，临床几乎必用之，一者淡渗利湿、畅通小便；二者甘以益脾，虚则补其母也；三者渗湿除痹，正对皮肌炎湿、热、虚的病机特点。

（3）气阴双补，重调肺脾　皮肌炎乃湿热浸淫，外涉肌肉、皮肤，内达脏腑，痹阻经络，肺热叶焦或湿热困脾，肺脾二脏首当其冲。后期气血运行不畅，气滞血瘀，肺脾受损，气血生化乏源，气血津液亏虚，筋脉肌肉失润发为痿证。热毒炽盛而伤阴或者素体阴虚湿热侵袭，日久肺阴亏虚，兼见肝肾阴虚，可见皮毛、肌肉枯萎，四肢无力，不能举动，咽干口燥，舌红、少苔，脉细数等表现。对此，刘健教授常以甘平之剂为主，益气养阴，佐以甘苦寒，虚实两清，气阴双补，重在调治脾肺二脏。常用如甘平之太子参、黄精、山药、甘草、党参，甘苦寒之玄参、生地黄等。其中太子参、黄精、山药均入肺、脾经，既益肺脾之气，又补肺脾之阴；太子参补中兼清，尤宜皮肌炎热邪伤肺、气阴两虚者；山药尚能补土生金，尤宜肺脾气阴俱虚者。生地黄甘苦寒，清热生津治实热，又能凉血滋阴泄伏热。

（4）活血化瘀，不忘理气通滞　湿热阻滞经络、关节，痹阻不通，气机不畅，血运失常，可致气滞血瘀；或脾虚生湿，湿聚气运失常，瘀滞不通；或阴虚血热，灼伤脉络，迫血妄行，血溢脉外，留而为瘀；或阴虚内热，煎灼津液，血稠涩而为瘀；或后期气血液运行失常，血瘀阻滞，进一步气滞不通等。刘健教授认为气滞血瘀的病因、病机贯通皮肌炎的整个发病过程，治疗上时时不忘行气化瘀，气行则血行，气行则湿化，常用陈皮、厚朴、丹参、桃仁、红花等。陈皮辛能行、苦能燥、温能通，能补能泻，能升能降，对气滞痰阻之症颇具奇功；厚朴其力不但下行，又能上升外达，能散则气行，能泄则血行，能消痰湿胀满，少用则具通阳之功；丹参集凉血、活血、养血于一身，正对皮肌炎血热、血瘀、血虚等错综复杂之病机特点。

病案：

李某，女，78岁，2014年9月7日初诊。

全身多处出现红斑半年余，以颜面、四肢关节为主，伴下肢麻木无力，纳少，疲劳乏力，头昏，烦热，口干，小便短赤，舌红、苔薄白，脉细。查体：眶周水肿性红斑，颜面部、躯干、四肢关节伸侧可见红斑，压之不退色。

西医诊断：皮肌炎；中医诊断：皮痹、肌痹。

辨证：虚实夹杂之证，虚者气阴两虚，实者湿热内蕴。

治法：平苦寒佐以苦辛之法，甘平补虚，苦寒清热利湿，苦辛通降以开湿壅气滞。

处方：太子参20g，黄精15g，知母10g，青蒿10g，地骨皮15g，车前草12g，萹蓄10g，瞿麦10g，薏苡仁20g，陈皮8g，茯苓15g，怀山药20g，炒谷芽12g，炒麦芽12g，丹参12g，川厚朴8g，甘草6g。14剂，水煎服，每日1剂，分2次餐后服用。佐以新风胶囊、新癀片、黄芩清热除痹胶囊等对症治疗。

2014 年 9 月 21 日二诊：颜面、四肢红斑颜色较前浅暗，肌力好转，但仍感烦热、口干，并伴夜寐不安，守原方加减。在原方基础上加酸枣仁 8g、夜交藤 12g 以养阴血、安心神。续进 14 剂。

2014 年 10 月 19 日三诊：自觉症状较前好转，颜面、四肢红斑有所减少，但气短、纳少、手麻依旧未好转，守原方加减。二诊方加瓜蒌皮 12g 以滑利通气、润肺降火。续进 14 剂。

在随后约 1 年内治疗 20 余次，均在二诊方基础上随症加减。乏力甚者，加黄芪；关节、肌肉疼痛较剧，血瘀者，加丹参、桃仁、红花；热结便秘者，加生石膏、生大黄；血虚头昏者，加当归；左手、左下肢疼痛麻木者，加鸡血藤、全蝎；胸闷痛者，加瓜蒌皮、薤白。

2015 年 8 月 6 日，患者症状得到显著改善，红斑渐淡渐消，手足麻木、无力好转，饮食尚可，夜寐较安，生活质量明显提高。

参考文献

[1] 邱志济，朱建平，马璇卿.朱良春治疗皮肌炎用药经验和特色选析 [J].辽宁中医杂志，2003，30（10）：782-783.

[2] 邓中光.邓铁涛教授治疗皮肌炎验案 1 则 [J].新中医，2002，34（12）：15-16.

[3] 杨晓军，刘凤斌.国医大师邓铁涛医案及验方（脾胃肌肉病篇）[M].广州：中山大学出版社，2013.

[4] 李桂，李士懋.李士懋教授应用经方经验的学习与应用 [A].中华中医药学会风湿病分会 2011 年学术年会论文汇编 [C].中华中医药学会风湿病分会，2011：269-270.

[5] 李嘉庆，宋绍亮.张鸣鹤经验二题 [J].山东中医学院学报，1994，18（3）：168-169.

[6] 杨峰，付新利.张鸣鹤教授辨治皮肌炎验案 2 例 [J].风湿病与关节炎，2016，5（2）：31-32.

[7] 张喜奎，赵建宛.陈亦人教授医话（连载）[J].国医论坛，2000，15（6）：12-13.

[8] 茅建春.陈湘君治疗发热病证的经验 [J].上海中医药杂志，2005，39（10）：11-12.

[9] 尹远平.查玉明对皮肌炎中医的辨治五法 [J].辽宁中医杂志，2000，27（4）：149-150.

[10] 刘爱民，陈达灿.禤国维教授运用补肾法治疗疑难皮肤病经验举隅 [J].上海中医药杂志，2004，38（2）：39-40.

[11] 何兆春.范永升治疗皮肌炎经验撷要 [J].浙江中西医结合杂志，2009，19（9）：530-531.

[12] 郭锦晨，汪元，刘健.刘健教授治疗皮肌炎经验初探 [J].甘肃中医药大学学报，2016，33（4）：24-26.

第九章

临床与实验研究

1.皮肌炎的证型分布及其与生化指标的相关性研究

为研究皮肌炎的中医证型分布规律，有医家对临床病例采取回顾性分析或临床调研的方法进行分析探讨。1995年，陈湘君等对上海市近十年的炎性肌病中医分型进行了调研，结果显示炎性肌病按照急性发作期和缓解期两个阶段，分为不同的证型。急性发作期主要有热毒炽盛蕴积肌肤型、素体阳虚寒湿入络型、邪热恋肺内陷心营型；缓解期主要有脾气亏虚型、肝肾阴虚型、脾肾阳虚型、气虚血瘀型、肝旺脾虚型、脾虚湿困型。其急性期主要是热毒或寒湿为患，缓解期则多累及肝、脾、肾三脏，其中尤以脾虚、气虚为主要病理表现。刘友章等为探讨多发性肌炎和皮肌炎患者的中医辨证论治规律，对临床患者进行回顾性分析。统计结果表明，多发性肌炎以湿热浸淫、虚实夹杂及脾虚湿盛、痰瘀阻络型为主，皮肌炎则以气阴两虚、湿热型居多。从用药频数来看，健脾益气类药最多，补中益气汤隐约可见。但多发性肌炎与皮肌炎侧重不同，多发性肌炎除健脾益气药外，较多为祛湿药。反推病机可知，多发性肌炎、皮肌炎以脾虚为主，而多发性肌炎多夹湿热，皮肌炎则多夹热毒蕴结，且热毒往往伤阴。

探讨多发性肌炎和皮肌炎的中医证候分布与生化指标的相关性研究近年来亦有开展。有研究为探讨多发性肌炎和皮肌炎患者免疫球蛋白及补体与中医证候间的分布规律相关性，发现多发性肌炎和皮肌炎中医单证发生率由高到低依次为热证→痰证→血瘀证→气虚证→阴虚证。而各种证候常兼杂出现，其出现频率由高到低依次为痰热瘀证→气阴两虚痰热瘀证→气虚热瘀证→气阴两虚痰热证→阴虚痰热证→气阴两虚痰瘀证。通过对多发性肌炎和皮肌炎不同中医证型患者的 IgG、IgA、C3 检测发现，气虚证、阴虚证、痰证、热证和血瘀证 IgG、IgA 均较正常对照组明显增高，C3 水平下降，提示多发性肌炎和皮肌炎患者免疫系统仍具有较正常的反应能力。IgG 是反映多发性肌炎和皮肌炎患者免疫功能较敏感的指标，虚证患者（包括气虚和阴虚）体液免疫功能（IgG、IgA）明显增高，而气虚证患者体液免疫系统功能较非气虚证患者差。有研究对炎性肌病临床病例进行回顾性分析，辨证分为毒热型、寒湿型和虚损型，测定磷酸肌酸激酶（CPK）、乳酸脱氢酶（LDH）和天冬氨酸转氨酶（AST），以观察血清肌酶谱与炎性肌病中医证型的相关性。结果发现，热毒型组患者血清AST、LDH、CPK高于寒湿型组、正常对照组，热毒型组、寒湿型组血清AST、LDH、CPK高于虚损型组，寒湿型组血清AST、LDH、CPK高于正常对照组，虚损型组血清LDH高于正常对照组，AST、CPK与正常组相比无统计学意义。即血清肌酶谱与炎性肌病中医证型有一定相关性，可作为炎性肌病辨证分型的参考指标之一。

2. 辨证与辨病相结合论治皮肌炎

中医治疗皮肌炎多采取辨证论治，许多医家会结合辨证与辨病，即将疾病分期与辨证分型结合进行诊断治疗。陈湘君教授治疗此病遵循"急则治其标，缓则治其本"的原则，主张分期辨证论治。疾病分为急性发作期和缓解期。急性发作期主要证型有风热犯肺证、湿热困脾证、热毒夹湿证，治以清热、解毒、化湿为主，佐以补益脾气；缓解期主要证型有脾气亏虚证、气虚血瘀证、肝肾阴虚证、脾肾阳虚证，治以补益脾胃为主，佐以解毒、化湿、活血。除辨证分型论治外，还常需辨证选药以提高疗效。如肌肉疼痛多选用金雀根、白术、川芎、当归等；皮疹多选用黄芪、党参、当归等。陈学荣教授将皮肌炎分为急性活动期、亚急性期和慢性期。其中急性活动期又分为热毒炽盛证，方用清营解毒汤或清瘟败毒饮；湿热郁结证，方用茵陈蒿汤合萆薢渗湿汤。亚急性期又分为肺热伤津证，方用清燥救肺汤；脾虚湿热证，方用参苓白术散合二妙散。慢性期又分为气阴两虚证，方用益气养阴方；气虚血亏证，方用十全大补汤；肝肾阴虚证，方用虎潜丸；脾肾阳虚证，方用黄芪、党参、白术、怀山药、茯苓等温补脾肾，温阳通络。高明利教授主张分三期论治多发性肌炎和皮肌炎：初期祛邪为主，湿热蕴结治以清热祛湿、解肌通络，予四妙散、当归拈痛汤；毒热炽盛治以清热解毒、凉血通络，予犀角地黄汤加减。中期扶正祛邪并施，以健脾祛湿、化痰通络为法，予香砂六君子汤、茯苓散合控涎散加减。缓解期多虚，注意顾护胃气，不可攻伐太过，治疗以益气养血、透热养阴为法，予补中益气汤、青蒿鳖甲汤和三痹汤加减；肢体偏瘫者予补阳还五汤加减。

范永升教授认为皮肌炎疾病活动期即现血热相互搏结致瘀，眼睑、颈前、颈后、胸部出现特征性皮疹；活动期湿热之邪内蕴较重，治以祛邪为主兼以固护中焦及肾精，常用清热利湿、凉血活血的当归拈痛汤加减。缓解期，气虚血滞，瘀血阻络较甚，在正虚的基础上，湿热相结，黏滞难去，使本病缠绵难愈，遇诱因易复发。治疗当扶正为主兼以祛邪，采用健脾滋肾、解毒祛瘀之法，方用四君子汤合青蒿鳖甲汤加减。齐连仲教授认为正气不足是本病发生的内在基础，热毒湿瘀为标实之患。在治疗上以扶正祛邪、标本兼治为基本大法，并根据疾病所处的不同阶段及邪正盛衰的实际情况来决定采用扶正兼以祛邪，还是祛邪兼以扶正。急性期以祛邪为主，兼以扶正，采用清热除湿、益气活血之法；慢性期在治疗上当以扶正为主，兼以祛邪，采用以益气活血为主，兼以清热除湿之法。杨昆容等认为治疗早期皮肌炎应以扶正为主，益气健脾法贯穿始终，选用四君子汤、六君子汤、黄芪建中汤等基本方进行加减治疗。

3. 中西医结合治疗皮肌炎

中西医结合治疗皮肌炎，可充分发挥中药扶正祛邪、活血通络的作用，可提高疗效、减少激素用量，从而减少由此产生的不良反应和并发症，为皮肌炎的治疗开辟新的途径。孙剑虹等用口服泼尼松，加用硫唑嘌呤或甲氨蝶呤，配合补气解毒滋阴方药治疗炎性肌病，与单纯西药组进行对照，观察患者的血清瘦素水平，肌肉疼痛、磷酸肌酸激酶、红细胞沉降率和不良反应的改善情况。研究结果表明，中西医结合治疗组的肌肉疼痛、磷酸肌酸激酶、红细胞沉降率和不良反应的改善情况明显优于西药组；炎性肌病患者血清瘦素水平较健康组显著升高，但治疗前后血清瘦素水平比较差异无统计学意义，说明血清瘦素水平升高与炎性肌病病情活跃与否无明显相关性，而与患者自身免疫功能紊乱有关。李晓云等以中药双藤清痹丸结合醋酸泼尼松治疗热毒瘀阻型皮肌炎，观察临床疗效及治疗后中医临床症状体征、肌力、肌肉疼痛、生活质量积分及外周血急性时相反应物水平、肌酶水平、激素用量、激素副反应、病情复发等变化情况。结果发现，双藤清痹丸能够有效改善热毒瘀阻型皮肌炎患者的肌无力和肌痛症状，提高患者的生活质量，减少激素用量，缓解激素的毒副反应，降低并发症的发生率，具有增效减毒、稳定病情、预防复发的作用。夏农将 78 例皮肌炎患者随机分为 2 组，观察组用甲氨蝶呤 5mg，每周 1 次，强的松 20mg，1次 / 日，同时用 60mL 康艾注射液加 250mL 5% 葡萄糖静滴，中药汤剂口服，药用制乳香、威灵仙、红花、丹参、川牛膝、川芎、当归等；对照组单用西药治疗。治疗 3 个月，观察组总有效率 92.3% 高于对照组的 84.6%。孙剑虹将 60 例 DM 患者随机分为 2 组，对照组用西药常规治疗：口服泼尼松，重症用泼尼龙静滴，加用硫唑嘌呤或甲氨蝶呤；治疗组在对照组的基础上加用补气解毒滋阴方治疗。结果治疗组总有效率 93.3%，对照组总有效率 73.3%，且肌肉疼痛、CPK、ESR 改善均优于对照组。程显山等治疗该病在初期用自拟柴葛芪桔汤随症加减，在病情缓解期后用自拟荆防四物汤加减且兼服激素，结果皮肌炎 5 项指标均恢复正常。戈海青等采用醋酸泼尼松同时加用双藤清痹丸治疗，结果在改善临床症状、体征及增强肌力、缓解肌肉疼痛等方面均有很大提高。

4. 雷公藤多苷在多发性肌炎中的作用

雷公藤具有很强的抗炎活性和免疫抑制活性，它可以清除氧自由基与阻断脂质过氧化反应；明显抑制 T 细胞的增殖转化和形成自然花环细胞的能力，间接抑制 B 细胞和体液免疫，减少单核细胞趋化因子，抑制移行因子和成纤维细胞的生长；亦可兴奋垂体 - 肾上腺皮质系统。故其治疗自身免疫性疾病的机制除直接的免疫抑制之外，尚可通过增加内源性糖皮质激素的分泌量而起作用。有研究通过 CD28/B7-1 激活 T 细胞的途径探讨雷公藤多苷治疗多发性肌炎的机制，雷公藤多苷能使 CD4$^+$ 和 CD8$^+$T 细胞数减少，CD28/B7-1 的表达受抑制，可能是通过抑制 CD28/B7-1 的表达发挥治疗作用。通过观察治疗前后各组的临床症状、肌酶谱、肌电图及病理等方面的研究，发现雷公藤多苷组与强的松组治疗效果接近。许建新等通过测定雷公藤多苷治疗前后 PM 患者血清中的 CPK、sICAM-1 和 sFas 水平，发现 PM 患者血清中 CPK 和 sFas 呈正相关水平，而 CPK 和 sICAM-1 呈正相关水平，因此多发性肌炎病情严重程度与血清 CPK、sFas 和 sICAM-1

水平呈正相关，雷公藤多苷对 PM 患者有显著的免疫调节作用，对缓解患者的病情具有显著疗效。蔡昭用雷公藤多苷与激素对照治疗自身免疫性肌炎动物模型，通过治疗前后各组临床症状、肌电图、肌酶谱及病理等方面对照研究，显示雷公藤多苷与强的松组疗效相近。储旭华等用雷公藤多苷治疗 7 例多发性肌炎，7 例显效。武勇琴等给动物注射同种大鼠的肌匀浆，结果部分动物肌无力和肌萎缩，大多数肌肉组织学检查肌纤维水性变，免疫组化验检查可见肌外膜、肌内膜和肌束膜中有 Ig 沉积；服用雷公藤多苷组肌肉病变明显减轻，其疗效与强的松组相似。

5. 专方治疗

刘书珍等以清热解毒、利湿消肿为法，自拟八野抗炎保肌汤（由野菊花、野慈菇、野升麻、野马蹄根、野牡丹、野大黄、野冬青皮、野蔷薇根组成），总有效率为 92%。左芳用肌炎宁（黄芪、党参、白术、茯苓、薏苡仁、桃仁、红花、升麻、桔梗、牛膝、甘草等）治疗皮肌炎 30 例，方中黄芪益气脱毒，现代研究证明该药有显著的免疫调节作用，其合党参、白术、茯苓、薏苡仁健脾益气利湿，升麻、桔梗、甘草清热解毒，诸药合用，补泻兼顾，开合有序，以使热毒痰湿或从肌表透发或从下焦渗利而去，结果总有效率为 93.75%。李桂等用院内制剂双藤通痹丸治疗 DM 患者 36 例，总有效率、愈显率分别为 100% 和 83.33%。刘娟等用温肾健脾益气养血方辨治以皮肤肌肉触痛、进行性加重伴面目浮肿、四肢无力、畏寒肢冷为主症的患者，方药由制附子、仙茅参、当归、仙灵脾、黄芪等组成，服至40 剂，患者面肿减轻，能扶墙行走，肢体活动明显有力；60 剂痊愈，随诊 1 年，自述未出现不适。游石基等用抗炎止痛方（由羌活、独活、豨莶草、制川乌等组成）治疗 DM 患者 66 例，总有效率为 90.90%。孙剑虹等用补气解毒滋阴方（由黄芪、白花蛇舌草、连翘、苦参等组成）治疗 DM患者 30 例，患者病证可明显改善。张妙丽用专方（药物：西洋参、三七、杜仲、全蝎、续断、防风、当归、生地黄、白芍、黄鳝血等）治疗 5 例临床辨证确诊为皮肌炎患者，均在 2 个月内治愈。徐氏自拟凉血化瘀汤（牡丹皮、赤芍、红花、桃仁、没药、黄柏、苍术、生地黄、玄参），通过凉血化瘀、通络导滞、燥湿消肿的作用，治疗皮肌炎有一定的疗效。谭亚萍针对湿浊热毒，以清热解毒、利湿燥湿为治，多以二妙散加味，常用药物有苍术、黄柏、鱼腥草、泽泻、薏苡仁、草果仁等。蒲小兰等记录钟以泽总结的经验方三黄增免汤（黄芪、黄精、熟地黄、枣皮、当归、川芎、菟丝子、桑椹子）应用于皮肌炎的治疗，以益气养血、补益肝肾。齐氏自拟益元清热祛湿汤（黄芪 100g，当归 20g，金银花 100g，地丁 50g，牡丹皮、马勃各 20g，玄参 25g，甘草 15g，板蓝根 20g，柴胡、鹿角胶各 20g，黄柏 50g，苍术 50g），治疗皮肌炎 10 余例，获显著疗效。

参考文献

[1] 陈湘君，顾军花，薛莺，等. 皮肌炎（DM）/ 多发性肌炎（PM）的中医辨治—上海市近十年 DM/PM 中医分型调查报告 [J]. 辽宁中医杂志，1996，23（5）：216-217.

[2] 刘友章，姬爱冬，杨以琳，等. 多发性肌炎、皮肌炎中医辨治临床研究 [J]. 继续医学教育，2007，21（23）：42-44.

[3] 高长玉，王彩娟，刘桂宇，等. 多发性肌炎和皮肌炎患者免疫球蛋白及补体与中医证候相关性的临床研究 [J]. 新中医，2006，38（3）：24-26.

[4] 徐进友，林仕芳，王苹，等. 多发性肌炎皮肌炎中医证型与肌酶谱相关性研究 [J]. 江苏中医药，2007，39（4）：21-22.

[5] 胡建国，陈湘君. 陈湘君治疗皮肌炎经验 [J]. 中医杂志，2010,51(8)：684-686.

[6] 赵艳霞，陈学荣. 陈学荣教授治疗皮肌炎、多发性肌炎中医辨证思想 [J]. 中国中西医结合皮肤性病学杂志，2010，9（5）：274-275.

[7] 郭晓明，高明利. 高明利教授辨证治疗皮肌炎和多发性肌炎 [J]. 实用中医内科杂志，2012，26（5）：19-20.

[8] 何兆春. 范永升治疗皮肌炎经验撷要 [J]. 浙江中西医结合杂志，2009，19（9）：530-531.

[9] 陈宝刚，齐士，梁守义. 齐连仲辨治皮肌炎的经验 [J]. 辽宁中医杂志，2005，32（10）：997-998.

[10] 杨昆蓉，舒然. 益气健脾法治疗早期皮肌炎探讨 [J]. 内蒙古中医药，2013，32（11）：16-17.

[11] 孙剑虹，徐串联，严宇仙. 补气解毒滋阴方治疗皮肌炎临床疗效及对血清瘦素的影响 [J]. 中华中医药学刊，2012，30（1）：167-169.

[12] 李晓云，张红姗，李桂，等. 三藤通痹丸治疗类风湿性关节炎 53 例临床研究 [J]. 中国中医药信息杂志，2009，16（1）：21-24.

[13] 夏农. 中西结合治疗皮肌炎的疗效及对肿瘤坏死因子 -α 的影响 [J]. 中国实验方剂学杂志，2012，18（16）：317-319.

[14] 程显山，程晔，张倮荣. 程绍恩治疗皮肌炎经验 [J]. 中医杂志，2010，51（4）：314-315.

[15] 李桂，戈海青，王晓军，等. 双藤清痹丸结合醋酸泼尼松治疗热毒瘀阻型皮肌炎临床研究 [J]. 上海中医药杂志，2010，44（12）：53-56.

[16] 李静，肖波，张宁，等. 从 CD28/B7-1 探讨雷公藤多苷治疗多发性肌炎的机制 [J]. 中国现代医学杂志，2004，14（13）：123-125.

[17] 许建新，于元芬，王兴臣. 雷公藤多苷对多发性肌炎血清 CPK、sFas 和 sICAM-1 的影响 [J]. 山东中医药大学学报，2008，32（6）：476-477.

[18] 储旭华，侯熙德. 雷公藤多苷治疗多发性肌炎 7 例 [J]. 江苏中医，1996，17（7）：20-22.

[19] 武勇琴，潘瑞福，宋素琴. 多发性肌炎的动物模型及雷公藤多苷对其疗效的研究 [J]. 中国神经精神疾病杂志，1997，23（1）：29-31.

[20] 刘书珍，王福兰. 八野抗炎保肌汤治疗多发性肌炎 / 皮肌炎疗效观察 [J]. 光明中医，2008，23（07）：976-977.

[21] 左芳. 自拟肌炎宁配合激素治疗多发性肌炎和皮肌炎 32 例 [J]. 天津中医药，2009，26（3）：226.

[22] 李桂，戈海青，王晓军，等．双藤通痹丸对热毒瘀阻型皮肌炎的疗效及增效减毒作用观察 [C].中华中医药学会风湿病分会 2010 年学术会议论文集，2010：192-194.

[23] 刘娟，安召永．温肾健脾益气养血为主治愈皮肌炎 1 例 [J].陕西中医，2011，32（2）：256-256.

[24] 游石基，王澎澎．抗炎止痛口服液治疗多发性肌炎和皮肌炎效果观察 [J].华北国防医药，2010，22（1）：37-38.

[25] 张妙丽．中药治疗皮肌炎疗效观察 [J].河南中医药学刊，2001，16（6）：66.

[26] 谭亚萍．李孔定主任医师治疗皮肌炎经验 [J].中医函授通讯，2000，19（1）：29-30.

[27] 蒲小兰，张毅，毛利华，等．三黄增免汤在皮肤科中的应用 [J].甘肃中医，2004，17（4）：23-24.